古法艾灸普及教程

韩明向 主审

守艾人 主编

学苑出版社

图书在版编目（CIP）数据

古法艾灸普及教程 / 守艾人主编. -- 北京：学苑
出版社，2021.12

ISBN 978-7-5077-6329-4

I. ①古… Ⅱ. ①守… Ⅲ. ①艾灸—教材 Ⅳ.
①R245.81

中国版本图书馆 CIP 数据核字（2021）第 258426 号

责任编辑：黄小龙　高　赫
出版发行：学苑出版社
社　　　址：北京市丰台区南方庄 2 号院 1 号楼
邮政编码：100079
网　　　址：www.book001.com
电子信箱：xueyuanpress@163.com
联系电话：010-67601101（销售部）　010-67603091（总编室）
印　刷　厂：北京兰星球彩色印刷有限公司
开本尺寸：880mm×1230mm　1/32
印　　　张：9印张
字　　　数：213千字
版　　　次：2021 年 12 月北京第 1 版
印　　　次：2021 年 12 月北京第 1 次印刷
定　　　价：78.00 元

序

　　显尽天道者莫过于医，医尽天道，上达云表，下通海底。

　　防病疗疾，倚艾神功，敷贴汤灸，无所不能。羲皇二草，艾卜异名，艾疗疾病，卜避祸凶，先祖智慧，千载传承。

　　今有忠民，践行艾事，披沙拣金，博采众长，增删润色，方得成书，播扬八方，济助生灵！草书奉献，长安寒舍！

李孟阳道长

2021 年 12 月 28 日于西安

前　言

　　艾灸疗法是中医学中的一种外治疗法，艾灸与针刺、汤药等疗法一样，是中医学的重要组成部分。据已有的文字记载可以知道，灸法在商朝就已用于治疗疾病了，在出土的殷商甲骨文中，有这样一个字：形象为一个人躺在床上，腹部安放着一撮草，很像用艾灸治病。在战国时期，《孟子》中记载："犹七年之病，求三年之艾也。"从这个记载中可以看出，艾灸疗法在春秋战国时期已经颇为流行。艾灸疗法在先秦时期就已经形成了完整的理论体系。1973年长沙市马王堆三号汉墓就出土了《足臂十一脉灸经》和《阴阳十一脉灸经》。在同时出土的《五十二病方》中，也记载有艾灸疗法。艾灸疗法已有数千年历史，它具有应用广泛、疗效明显、操作简单、经济安全等优点。

　　艾灸不仅能起到强身健体的作用，让人少生病，还能调理很多常见疾病。例如风寒感冒，艾灸大椎、风池、风门，就能起到宣肺解表的作用；对于饮食不洁引起的腹泻，可以艾灸神阙、天枢、上巨虚、足三里，起到温通气机、和胃止泻的作用；常坐办公室的人容易肩颈酸痛，艾灸某些穴位也能立即缓解症状。

　　近年来，很多家庭开始使用艾灸养生，艾灸养生越来越受到人们的喜欢。

　　日常利用艾灸保健或调理常见病，无须探索深奥的道理，只需了解艾灸基础知识和中医诊治要点，合理应用，就可以收到良好的效果，零基础也可以学。本书主要介绍了中医基础理论、艾灸基础理论、中医诊治要点、艾灸临床应用及艾灸医案等，理论与临床应用相结合，图文并茂，是一本简单易学、实用的艾灸科普读物，可供广大艾灸爱好者及中医药工作者阅读参考。

守艾人

2021 年秋

目 录
CONTENTS

第一章　中医基础理论

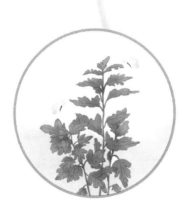

艾灸疗法是我国古代劳动人民在长期与疾病做斗争的过程中创造的一种疗法，是中医学中最古老的疗法之一，它是以中医理论为指导的，所以对中医基础的了解是必要的。本章节主要介绍中医四诊、中医辨证等基础知识，使读者对基本的中医概念有一个粗略的认识。

第一节　中医四诊

艾灸疗法是中医的外治疗法，运用艾灸疗法来进行调理和治疗疾病，必须在中医理论指导下，结合中医四诊及各种辨证方法进行。

望、闻、问、切统称"中医四诊"，是中医诊断疾病的主要方法。在临床上，这四个方法不可偏废，不可孤立地看待某一方面，应四诊合参，综合判断。

一、望诊

望诊是通过视觉对人体的全身、局部及排出物等方面进行有目的的观察，以了解健康状况，测知病情的方法。

望诊的主要内容有：全身望诊，包括神、色、形、态几个方面；局部望诊，如舌诊，即通过观察舌质、舌苔等来判断健康状况，还有观察病变部位的相关状况等；望小儿食指络脉，三岁以内的小儿皮肤薄嫩，指纹明显，易于观察，望其食指络脉具有重要的诊断意义；此外，还有望排出物、分泌物等。望诊的重点在望神、望面色和舌诊，因面、舌的各种表现，可在相当程度上反映出脏腑功能变化，而全身神气的存失又是生死吉凶的重要指征。在临床上，掌握望神、望色和望舌，并结合形态、头面五官、皮肤等望诊方法，可为脏腑病变的诊察提供有价值的诊断资料。

（一）全身望诊

全身望诊是指通过对患者神气、色泽、形体及姿态等进行整体观察，了解机体精气的盛衰、脏腑功能的强弱，作为辨别疾病性质、推断病情预后的依据。

全身望诊主要包括望神、望色、望形、望态。

1. 望神

望神以目光、面部表情和精神意识活动为重点，是判断病情、临床预后等的重要环节。望神一般分为"得神""少神""失神""假神""神乱"五类，是判断病情轻重、预后的重要依据。

（1）得神，又称"有神"。其临床表现为神志清楚，语言清晰；目光明亮，精彩内含；面色红润，表情自然；肌肉不削，体态自如；动作灵活，反应灵敏；呼吸均匀。得神说明精气充盛，体健神旺，是健康的表现；若病而有神，则表明脏腑功能不衰，正气未伤，病多轻浅，预后良好。

（2）少神，又称"神气不足"。其临床表现为精神不振，嗜睡健忘；目光乏神，双目少动；面色淡白少华；肌肉松弛，倦怠乏力，动作迟缓；少气懒言，食欲减退等。少神多由正气不足，精气轻度损伤，脏腑功能减退所致，多见于轻病或疾病恢复期的患者。素体虚弱者，平时亦多出现少神。

（3）失神，又称"无神"，可见于久病虚衰或邪实神乱的重病患者。精亏神衰而失神：临床表现为精神萎靡，意识模糊；目暗睛迷，瞳神呆滞，或目翻上视；面色晦暗无华，表情淡漠；肌肉瘦削，大肉已脱，动作失灵；循衣摸床，撮空理线；呼吸异常，气息微弱。失神提示人体精气大伤，脏腑功能严重受损，机能衰竭，预后不良。

邪盛扰神而失神：神昏谵语或昏愦不语，舌謇肢厥；或猝倒神昏，两手握固，牙关紧急，二便闭塞。此多因邪陷心包，内扰神明；或因肝风夹痰，蒙蔽清窍，皆属病情危重。

（4）假神，指久病、重病患者，精气本已极度衰竭，突然出现神气暂时"好转"的假象，并非佳兆，古人喻为"回光返照""残灯复明"。如本已神识不清，却突然精神转佳，语言不休，想见亲人；本已目光晦暗，却突然目似有光而浮露；本已面色晦暗枯槁，却突然颧赤如妆；本已久病卧床不起，却忽思下床活动；本来毫无食欲或久不能食，而突然食欲大增或主动索食。假神说明脏腑精气极度衰竭，正气将脱，阴阳即将离决，常为临终前的征兆。

（5）神乱，指神志意识错乱失常，主要表现为焦虑恐惧，淡漠痴呆，狂躁妄动，猝然昏仆等，多见于脏躁、癫、狂、痫等患者。

焦虑恐惧：患者常表现为焦虑不安，心悸不宁，或恐惧胆怯，不敢独处一室等。此多由心胆气虚，心神失养所致，可见于脏躁等。

淡漠痴呆：患者表现为神识痴呆，表情淡漠，喃喃自语，哭笑无常。此多因忧思气结，痰浊蒙蔽心神，或先天禀赋不足所致，常见于癫病或痴呆等。

狂躁不安：表现为狂妄躁动，呼笑怒骂，打人毁物，不避亲疏，甚或登高而歌，弃衣而走，妄行不休，力逾常人。多因暴怒化火，炼津为痰，痰火扰神所致，常见于狂病等。

猝然昏仆：表现为猝然仆倒，不省人事，口吐涎沫，口出异声，四肢抽搐，醒后如常。多与先天禀赋因素有关，因肝风夹痰，蒙蔽清窍所致，常见于痫病。

2. 望色

望色是指望皮肤的颜色光泽，颜色可反映气血的盛衰和运行情况，并在一定程度上反映疾病的不同性质和不同脏腑的病证。光泽是脏腑精气盛衰的表现。

望色以望面色为主，面色以面部颜色光泽变化为主要内容，包括面部的青、赤、黄、白、黑五色变化与出现的部位，它可反映脏腑气血的盛衰变化和病邪所在的部位。

望面色需要区分常色与病色。常色指人体健康时面部皮肤的色泽，分为主色和客。主色指个人生来所有，一生基本不变的肤色，属于个体肤色特征；客色是指因季节、气候、昼夜等外界因素变动而发生相应的变化的肤色。病色指人体在疾病状态时在部显示的色泽，分为善色和恶色。善色是指五色光明润泽，说明病变尚轻，脏腑精气未衰，多见于新病、轻病，预后较好；恶色指五色晦暗枯槁，说明脏腑精气已衰，多见于久病、重病，预后不良。

（1）青色主寒证、气滞、血瘀、疼痛、惊风。

（2）赤色主热证，亦可见于真寒假热之戴阳证。

（3）黄色主脾虚、湿证。

（4）白色主虚证、寒证、失血、夺气。

（5）黑色主肾虚、寒证、水饮、血瘀、疼痛。

3. 望形

望形是指通过观察患者形体的强弱、胖瘦及体型特点等来诊察病情的方法，又称望形体。人体的形体与内脏在生理功能和病理变化上都有着密切的关系，形体特点一般可反映人体气血禀赋，如瘦长者多阴虚阳盛，矮胖者多阳虚阴盛，不胖不瘦、身长适中者，则阴阳平衡。同时，形体胖瘦还可体现病邪性质，如胖人多痰、瘦人多火等。躯干肢体的外形，也有一定的疾病诊断意义，如鸡胸、龟背，多属先天禀赋不足或后天失养，由肾精气亏损或脾胃虚弱所致；胸如桶状，多为伏饮积痰，而致咳喘顽症；腹肿大而四肢瘦，为鼓胀。

望形主要包括望形体强弱、形体胖瘦、形体体质。

（1）望形体强弱　观察形体强弱时，要将形体的外在表现与机体的功能状态、神的盛衰等结合起来，进行综合判断。

体强：体强是指身体强壮。表现为骨骼健壮，胸廓宽厚，肌肉充实，皮肤润泽，精强力壮等，为形气有余，说明气血旺盛，脏腑坚实，抗病力强。体强之人，一般不易患病，若患病后恢复能力亦强，预后往往较好。

体弱：体弱是指身体衰弱。表现为骨骼细小，胸廓狭窄，肌肉消瘦，皮肤干枯，虚弱无力等，为形气不足，说明气血不足，脏腑脆弱，抗病力弱。体弱之人，易于患病，患病后恢复能力亦弱，预后往往较差。

（2）望形体胖瘦　正常人胖瘦适中，各部组织匀称，可受年龄、体质等因素影响，而使形体微胖或偏瘦，属正常，但过于肥胖或过于消瘦都可能是病理状态。

肥胖：其体形特征是"肉盛于骨"，脂肪偏多，多集中于肩颈、背部、腹部等，表现为头圆，颈短粗，肩宽平，胸厚短圆，大腹便便等。若胖而能食，为形气有余；肥而食少，是形盛气虚。肥胖多因嗜食肥甘，喜静少动，脾失健运，痰湿脂膏积聚等所致。肥胖之人由于形盛气虚，常多痰湿积聚，即所谓"肥人多痰""肥人湿多"。

消瘦：其特征是肌肉消瘦，严重者形瘦骨立，大肉尽脱，毛发枯槁，称为形脱。形瘦之人常表现为头颈细长，肩狭窄，胸狭平坦，腹部瘦瘪，体形瘦长。若形瘦食多，为中焦火炽；形瘦食少，是中气虚弱，多因脾胃虚弱，气血亏虚，或病气消耗等所致；若消瘦伴五心烦热、潮热盗汗，为阴虚内热；若久病卧床不起，骨瘦如柴者，为脏腑精气衰竭，病属危重。形瘦之人，多气火有余，阴虚居多，即所谓"瘦人火多"。

4. 望态

望态又称为望姿态，即为观察病人的动静姿态和肢体异常动作。如面唇指趾颤动，若为热病属热盛动风，若为内伤杂病属血虚阴亏；四肢抽搐痉挛，颈项背强直，角弓反张，属痉病，多见于肝风内动或热盛动风等证。手足运动功能失常和各种疼痛症状，也可通过望姿态推断出有关病证。如手足软弱无力，行动不灵而无痛，是痿证；手足关节肿痛，行动困难，是痹证；手足不能运动，麻木不仁，或拘急、或痿软，为瘫痪；以手护腹，行动前倾，多为腹痛；以手护腰，弯腰曲背，转动艰难，多为腰痛等。另外，望姿态还可从行为意向的表现判断出有关病证。如畏缩不欲去衣，是恶寒的表现，为表寒或里寒证；欲揭衣被，是恶热，为表热或里热证；想见人而又喜寒凉，多为阳证；怕见人而喜温，多为阴证。从坐卧姿态也可推断人体阴阳消长和正邪盛衰的情况。如卧而蜷曲，喜向里，多为阳虚寒证；卧而袒露，喜向外，多为阳盛热证；坐而喜伏，多为肺虚少气；坐而喜仰，多属肺实气逆等。

望态主要包括望动静姿态、异常动作、衰惫姿态。

（1）望动静姿态　疾病状态下，常表现出肢体动静失调，或不能运动，或处于强迫、被动等特殊姿态。

（2）望异常动作　患者的动静姿态与疾病关系密切，不同的疾病可产生不同的病态，观察患者肢体的异常动作有助于疾病的诊断。风主动，善行而数变，风气通于肝，形体的异常动作常与风和肝有关。

（3）望衰惫姿态　脏腑精气充足和功能正常，是人体强壮的根本保证。脏腑精气虚衰和功能低下时，必然影响机体出现相应的衰惫姿态。观察这些衰惫姿态，可以了解脏腑的病变程度和预测疾病的转归。

（二）局部望诊

1. 望头面

望头：头形过大或过小，多由先天发育不良或肾精不足而致。小儿囟门下陷称为囟陷，囟门迟闭称为解颅，为先天不足、脑髓空虚所致。小儿囟门高突称为囟填，由温病火热之邪上侵所致，多为实证。头部摇动而不能自主，多为风病或气血不足。头发稀疏干枯为精血不足，青少年白发为肾虚、血虚，小儿头发结穗是疳积的表现。

望面：以望面部表情、色泽为主。其他如面肿，即水肿发生于眼睑、头面；面部皮肤红肿热痛，多为风热火毒上攻所致；面部肌肉瘫痪，可见口眼歪斜，为风邪中络或络脉空虚，病多在阳明经。

望颈项：头颈强直可为痉病的症状之一，由温病热盛动风或肝风内动所致，以实证为主。头项软弱，属小儿五软（头软、项软、手软、脚软、肌肉软）范畴，为先天不足、肾精亏损所致。若颈前颌下结喉处有肿物如瘤，或大或小，可随吞咽移动，是瘿病，多因肝郁气结痰凝而致，或与地方水土有关。

2. 望五官

五官与五脏气血盛衰有关，望五官神色形态变化，可直接诊察脏腑病变。

（1）望目　目为肝之窍、心之使，五脏六腑精气皆上注于目，因而目与五脏六腑皆有密切关系。眼睛黑白分明，视物清晰，神采内含是有眼神，虽病易治；若白睛暗浊，黑睛色滞，浮光外露，失却神采，视物模糊为无眼神，病较难治。目眦赤为心火，淡白为血虚；白睛赤为肺热，黄为湿热内盛；珠肿为肝火；眼胞皮红而湿烂为脾火；全目红肿为风热；目胞上下鲜明为痰饮，目胞色暗为肾虚。目窠肿为水肿初起征象，目窠内陷为脏腑精气衰竭；眼球突起多为瘿病。若瞳仁变色，眼生翳膜，视物不清，为内障、外障等眼病。若见瞳仁扩大是肾精耗竭，见于濒死危象，或绿风内障及某些中毒症；若瞳仁缩小，多属肝胆火旺、虚火上扰或为中毒。眼睑下垂称睑废，为先天不足或脾肾两虚，也可因外伤所致。目翻上视、直视，病较严重。昏睡露睛，则常见于小儿脾虚或慢脾风。

（2）望耳　耳为肾之窍，又为手足三阳经除手阳明经以外分布结聚的部位。望耳主要观察耳郭色泽、形态及分泌物状况。

望鼻：鼻为肺之窍，属脾经，与足阳明胃经有关系密切。鼻头色青为腹痛，色黄为湿热，色白为失血，色赤为肺脾有热，色微黑是有水气。鼻孔干燥多为阳明热证。鼻翼煽动，初则为风热壅肺，久则属肺气不足。此外，望鼻还对鼻息肉、酒糟鼻、麻风、梅毒等病的诊断有一定的意义。

（3）望口唇　脾开窍在口，其华在唇。唇色红润，说明气血调和、胃气充盛。若唇色淡白为血虚，淡红为虚寒，深红为实热，青黑主气滞血瘀等。口唇干裂为津液不足，口角流涎是脾虚或胃热。此外，望口唇对口糜、口疳、茧唇等病有直接的临床意义。

（4）望舌　舌为心之窍，舌通过经脉、经筋，直接或间接与五脏

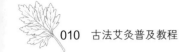

六腑相连。望舌主要是观察舌质和舌苔。

1）望舌质

望舌质包括观察舌的神、色、形、态四个方面。

①望舌神

舌是否有神，主要表现在舌质的荣枯与灵动方面。

荣舌：舌质荣润红活，有生气，有光彩，舌体活动自如，谓之神。说明气血旺盛，常见于健康人，即使病中，也是善候。

枯舌：舌质干枯死板，毫无生气，失去光泽或活动不灵，谓之无神。说明气血衰败。病见枯舌，多属危重病证，是为恶候。

②望舌色

舌色分为淡红、淡白、红、绛、青紫五种。

淡红舌：舌色淡红润泽，常见于健康人；外感病见之，多属表证；内伤杂病见之，多病轻。

淡白舌：舌色比正常舌色浅淡，色白而几无血色者，称为枯白舌。临床上主气血两虚、阳虚。枯白舌主亡血夺气。

红舌：舌色比正常舌色红，或呈鲜红色。临床上主热证。舌鲜红而起芒刺，或兼黄厚苔，多属实热证。鲜红而少苔，或有裂纹，或红光无苔，为虚热证。舌尖红，多为心火上炎；舌两边红，多为肝经有热。

绛舌：舌色较红色更深，或略带暗红色。临床上主热证。

青紫舌：舌色表现为全舌淡紫而无红色，称为青舌。深绛而色暗，称为紫舌。舌淡而泛青紫者，为淡紫舌；舌红而泛紫色者，为紫红舌；舌绛而泛现紫色者，为绛紫舌；舌体局部出现紫色斑点，大小不等，称为紫斑或紫点。临床上主气血瘀质。

2）望舌苔

舌苔是指散布在舌面上的一层苔状物，由胃气向上熏蒸胃中谷气、食浊、凝聚于舌面而形成。由于患者的胃气有强弱，病邪有寒热，故可形成各种不同的病理性舌苔。

① 望苔质

苔质是指舌苔的质地、形态。临床上常见的苔质变化有薄厚、润燥、腻腐、剥落、偏全、真假等几个方面。

薄、厚苔：舌苔的薄、厚以"见底"和"不见底"作为标准。透过舌苔能隐隐见到舌质者，称为薄苔，不能见到舌质者，称为厚苔。临床上主要反映邪正的盛衰和邪气的深浅。

润、燥苔：舌苔润泽有津，干湿适中，称为润苔；舌面水分过多，扪之湿润，甚至伸舌欲滴，称为滑苔；舌苔干燥，望之干枯，扪之无津，甚则舌苔干裂，称为燥苔；苔质颗粒粗糙如砂石，扪之糙手，称为糙苔。临床上主要反映津液的盈亏和输布情况。

腻、腐苔：苔质颗粒细腻致密，融合成片，如涂有油腻之状，紧贴舌面，揩之不去，刮之不脱，称为腻苔；苔质颗粒疏松，粗大而厚，形如豆腐渣堆积舌面，揩之易去，称为腐苔；若舌上黏厚一层，犹如疮脓，则称为脓腐苔。临床上皆主痰浊、食积；脓腐苔主内痈。

剥（落）苔：舌面本有舌苔，疾病过程中舌苔全部或部分脱落，脱落处光滑无苔。剥（落）苔主胃气不足，胃阴损伤或气血两虚。

偏、全苔：舌苔遍布舌面，称为全苔。舌苔半布，偏于前、后、左、右某一局部，称为偏苔。临床上，病中见全苔，常主邪气散漫，多为湿痰中阻之征。舌苔偏于某处，常提示该处所候脏腑有邪气停聚。

真、假苔：舌苔坚敛着实，紧贴舌面，刮之难去，像从舌体上长出者，称为有根苔，属真苔。若舌苔不着实，刮之即去，不像舌上自生出来的，称为无根苔，属假苔。薄苔有根，说明胃有生气。病之初期、中期，舌见真苔且厚，为邪气深重，正气亦盛，病属实证；久病见真苔，说明正气虽损，但胃气尚存，预后较佳。无根之舌，无论厚薄，只要刮后舌面光滑，无生苔迹象，便是脾、胃、肾气不能上潮，正气已衰竭。

② 望苔色

苔色的变化主要有白苔、黄苔、灰黑苔三类，临床上既可单独出现，亦可相兼出现。

白苔：舌面上附着的苔垢呈现白色。白苔有厚薄之分。苔白而薄，透过舌苔可看到舌体者，是薄白苔；苔白而厚，舌体被遮盖而无法透见舌体者，是厚白苔。苔薄白而润，为正常舌象，或表证初起，或里证病轻，或阳虚内寒。苔白而滑，多为外感寒湿或脾肾阳虚，水湿内停。苔薄白而干，多由外感风热或凉燥所致。苔白厚腻，多为湿浊内停，或为痰饮、食积。

特殊情况下，白苔也主热证，如苔白如积粉、苔白而燥裂等。

黄苔：舌苔呈现黄色。根据苔黄的程度，有浅黄、深黄和焦黄之分。黄苔临床上主热证、里证。

灰黑苔：苔色浅黑，称为灰苔；黑苔较灰苔深。临床上主阴寒内盛或里热炽盛等。

3）望舌下络脉

舌下络脉短而细，舌色偏淡，则为气血不足，脉络不充；舌下络脉粗涨、分叉或呈青紫、绛、绛紫、紫黑色，或曲张，则为血瘀。

临床常见舌象及临床意义简表

舌象		简称	临床意义
舌质	舌苔		
淡红	薄白	淡红舌，薄白苔	健康人；风寒表证；病势轻浅
	白苔	舌尖红，白苔	风热表证；心火亢盛
	白似积粉	淡红舌，积粉苔	瘟疫初起或有内痈
	白腐	淡红舌，白腐苔	痰食内停；胃浊蕴热
	黄白相兼	淡红舌，黄白苔	外感表证将要传里化热
	白腻而厚	淡红舌，白厚腻苔	湿浊痰饮内停；食积胃肠；寒湿痹证
	薄黄	淡红舌，薄黄苔	里热轻证；风热表证
	黄干少津	淡红舌，黄干苔	里热伤津化燥
	黄腻	淡红舌，黄腻苔	里有湿热；痰热内蕴；食积化热
	灰黑湿润	淡红舌，灰黑润苔	寒证；阳虚
鲜红	白而干燥	红舌，白干苔	邪热入里伤津
	白而浮垢	'红舌，白垢苔	正气亏虚；湿热未净
	白黏	红舌，白黏苔	里热夹痰湿；阴虚兼痰湿
	薄黄少津	红舌，薄黄干苔	里热证，津液已伤
	厚黄少津	红舌，厚黄干苔	热盛，阴液耗损
	黄腻	红舌，黄腻苔	湿热内蕴；痰热互结
	黑而干燥	红瘦舌，黑干苔	津枯血燥
绛红	焦黄干燥	绛舌，焦黄苔	邪热深重；胃肠热结
	黑而干燥	绛舌，黑干苔	热极伤阴
	无苔	绛舌，无苔	热入血分；胃肠热结
青紫	黄燥	紫舌，黄燥苔	热极伤阴
	焦黑而干	紫舌，苔黑干焦	热入血分；阴虚火旺
	白润	青舌，白润苔	热极津枯

舌象		简称	临床意义
舌质	舌苔		
淡白	无苔	淡白舌，无苔	热毒深重，津液大伤
	透明	淡白舌，无苔	阳衰寒盛；气血俱虚
	边薄白中无	淡白舌，中剥苔	脾胃虚寒
	白	淡白舌，白苔	气血两虚；胃阴不足
	白腻	淡白舌，白腻苔	脾胃虚弱；痰湿停聚
	灰黑润滑	淡白舌，黑润苔	阳虚内寒；痰湿内停

（5）望齿龈　肾主骨，齿为骨之余。手足阳明经脉络于齿龈。所以，望齿、龈可测知肾与肠胃病，特别对温病辨证有重要意义。正常人牙齿洁白润泽，齿根坚固，说明肾气充盛，津液充盈。如牙齿干燥为热盛伤津，光燥如石为阳明热盛，燥如枯骨为肾阴耗竭。牙齿松动稀疏，齿龈外露，多属肾虚。牙龈淡白为血虚，牙龈萎缩为胃阴不足或肾虚，牙龈红肿为胃火上炎。齿龈出血、痛而红肿者为胃热所致，不痛不红而微肿则多为肾虚或气虚所致。

（6）望咽喉　咽喉是呼吸、进食的要道，与肺、胃有关。正常人咽喉色泽淡红润滑，畅通无阻。若咽喉溃烂，周围红肿，多为实热证；扁桃体溃烂化脓为乳蛾，因肺胃热盛所致。若咽喉溃烂处上覆白腐，形如白膜，称为伪膜。伪膜坚韧而不易剥离的，多为白喉。

3. 望皮肤

皮肤为一身之表，卫气循行其间，内合于肺，具有排泄汗液、调节体温、抵御外邪侵袭的作用。五脏六腑精气通过经络循行，将气血津液输布于皮肤，以维持其温煦荣润与正常功能。所以，观察皮肤的色泽形态，可了解病邪性质与脏腑气血盛衰状况。

望皮肤色泽：其原理、方法与望面色相同。一般来说，肤色润泽则脏腑精气旺盛，虽病亦易治；若肤色干枯晦暗而无光泽，则为脏腑精气虚衰，病情较重。通过肤色能有效诊断的疾病有丹毒、黄疸等。皮肤变红如染脂涂丹者为丹毒。若全身皮肤呈云片状红色，游行无定或浮肿疼痛，称为赤游丹毒，因风热外袭、心火偏旺或小儿胎毒所致；若发于局部则称流火，下肢红肿多由湿热火毒下注所致，头面皮肤红赤肿痛则为风热毒邪上攻引起。若皮肤、面、目、爪甲发黄异常，为黄疸。其中，黄色鲜明如橘子色，属阳黄，为湿热内蕴所致；黄色晦暗如烟熏，为阴黄，由寒湿困脾引起；如皮肤黄中显黑，色黑晦暗，称为黑疸，因瘀血或肾虚所致。

望皮肤形态：皮肤形态异常包括肿胀、斑疹、水疱等。头面、胸腹、腰背、四肢浮肿，皮肤紧绷，按之凹陷，抬手不起，称为肿，为水湿内停，外溢肌肤所致；若皮肤虚浮，按之凹陷，抬手即起，是气行不畅的征象。斑是显现于肌肤表面的片状斑块，摸不应手，分为阳斑与阴斑两种。阳斑又称发斑，斑大成片，色红或紫，甚而紫黑，常伴发热、烦躁、谵语、口渴、舌红绛、脉数等，可见于外感温热病，热入营血之证；阴斑大小不一，色淡红或暗紫，隐而不显，发无定处，出没无常，患者神清、肢冷、泄泻、舌淡、脉沉细，多因内伤气血不足而致。疹从皮肤血络发出，形似粟粒，红色而高起，摸之应手，可见于麻疹、风疹等病，其特征以点状丘疹为主。一般来说，斑疹形色以分布均匀而稀疏、色红润为顺证，病轻；若布点稠密或根部紧束、色深，则为逆证，病重。此外，尚有痈、疽、疖、疔等皮肤异常状况。

4. 望脉络

望脉络一般是指通过两手鱼际、食指、指甲络脉的形色变化诊察疾病。

望食指络脉：又称望小儿指纹，主要用于 3 岁以内小儿。小儿食指掌侧络脉的显现和分布，可分为风关、气关、命关三部，食指第一节（掌指横纹至第二节横纹之间）为风关，第二节为气关（第二至第三横纹之间），第三节为命关（第三节横纹至指端）。诊察时医生可用右手拇指用力适中地从命关向气关、风关直推，反复数次，使络脉渐显，便于观察。正常指纹色泽鲜红，红黄相兼，仅隐于风关之内，多呈斜形，单支状，粗细适中。其色深病重，色浅病轻；色淡多虚，色滞（推之不畅，按之不退）多实；色淡红多寒，色紫红多热；色紫黑属瘀血阻络、主病危，色青主风或疼痛。若浮露浅显，病在表；沉滞深隐，病在里。增粗为实证、热证，变细为虚证、寒证。日渐增长为病情加重，缩短为病情减轻。食指络脉见于风关，病邪在表，病情较轻；从风关透至气关，病邪由表入里，病情加重；见于命关，病邪深入脏腑，如直透指端称为透关射甲，病情危重。

望指甲：指甲是筋之余，为肝胆之外候。肝藏血而主疏泄，因此望指甲可测知气血盛衰及其运行情况。指甲红润含蓄光泽，坚韧而呈弧形，是气血旺盛、运行流畅征象。若指甲呈深红色是气分有热；黄色是黄疸之征象，常伴面目、全身皮肤黄色；淡白色为血虚或气血两虚；苍白色为虚寒；紫黑色为瘀血；青色以寒证为多。如按压指甲变白，放开后血色恢复缓慢，是气滞血瘀；不复红者，多是血虚。指甲扁平而反凹称为反甲，多为肝血虚所致；指甲干枯多为肝热，或肝血虚、心阴虚。指甲菲薄脆裂，以气血亏、精血少为多见，亦可见于疠风、甲癣、久痹等病。

望鱼际络脉：鱼际为手掌大指本节后肌肉丰隆处，手太阴肺经循行于此，且与胃经气血盛衰有关。望鱼际络脉主要是望其色泽，如青属寒、赤属热等。目前较少应用。

5. 望排出物

望排出物包括望呕吐物、痰、涎、涕、唾、二便、经带、脓液等的形、色、质、量等，临床一般以患者或家属自行观察后反馈为主。

二、闻诊

闻诊包括听声音和嗅气味两方面。是运用听觉和嗅觉的手段，通过对病人发出的声音和各种气味的诊察来推断疾病的诊法。在临床上，闻诊同望诊、问诊、切诊相结合，才能全面系统地了解病情，对疾病做出正确判断。

听声音以辨正气盛衰为主。它不仅可以诊察与发音有关器官的病变，还可根据声音诊察体内各脏腑的变化情况。一般新病、小病其声多不变，而久病、苛疾其声多有变化。听声音包括听语声、呼吸声、咳嗽声、呃逆声、嗳气声等。

1. 闻语声

病人说话声音的强弱，可反映正气盛衰和邪气性质。语声高亢洪亮而多言，属实证、热证；语声轻微低哑而少言，属虚证、寒证。语声重浊，常见于外感或湿邪侵袭，为肺气不宣，气道不畅而致。声音嘶哑，发不出音的称失音，因外邪袭肺，肺气不宣，气道不畅所致者为实；因肺肾阴虚，津液不能上承所致者为虚。新病声哑属实证，久病失音属虚证。语言错乱，多属心有病变。躁扰不宁是狂证，多为痰火内扰所致，属阳证；喃喃自语，痴呆静默是癫证，多为痰气郁闭所致，属阴证；神识不清，语言颠倒，声高有力，称谵语，属实证；神志恍惚，语言重复，声低无力称郑声，属虚证。

2. 闻呼吸声

呼吸有力，声粗浊，多为热邪内盛，属实热证；呼吸无力，声低微，多为肺肾气虚，属虚寒证。呼吸急促而困难是喘证，发作急骤，声高气粗，以呼出为快的，多因肺有实邪，气机不利而致，属实证；发作缓慢，声低息微，呼多吸少，气不接续，或痰鸣不利的，属虚证。呼吸困难而有痰鸣音，是哮证，为痰阻气道而致。

3. 闻咳嗽声

咳声重浊有力，多属实证；咳声低微无力，多属虚证。咳嗽痰声辘辘，痰稀易吐，为湿痰蕴肺；咳嗽干裂声短，痰少干结，为燥邪伤肺。咳嗽连声不断，咳停吸气带吼声，为顿咳（百日咳）。咳声嘶哑，呼吸困难，是喉风，属危急证候。

4. 闻呕吐声

呕吐徐缓，声低无力，是虚寒证；呕吐势猛，声高有力，为实热证。

5. 闻呃逆声

呃逆，俗称打嗝。日常呃逆，声音不高不低，无其他不适，多因咽食急促而致，不属病态。呃声高亢，短促有力，多属实热；呃声低沉，气弱无力，多属虚寒。久病出现呃逆不止，是胃气衰败的危重之象。

6. 闻嗳气声

嗳气，古称噫气。若是饱食之后食滞肠胃不化所致者，可有酸腐味，声音较响；若是胃气不和或胃气虚弱引起的，则无酸腐味，声音低沉；若是情志变化所致，则声音响亮，频频发作，嗳气后脘腹舒适，属肝气犯胃，常随情志变化而嗳气减轻或加重。

7. 嗅气味

嗅气味以辨邪气性质为主。

嗅口中气味：口臭是胃热，或有龋齿，咽喉、口腔溃疡，口腔不洁等。口气酸臭，多因宿食不化。口气腥臭，咳吐脓血是肺痈。

嗅排泄物气味：痰、涕、大小便、月经、白带等气味酸腐秽臭，大多为实热或湿热。痰涕秽臭而黄稠，为肺中有热；大便酸臭为肠胃有热；小便臊臭混浊、白带色黄而臭，为湿热下注。凡排泄物气味微有腥臭，多属虚寒或寒湿。大便腥气而溏稀，为大肠虚寒；白带味腥而清稀，为寒湿下注。汗有腥膻气，为风湿热久蕴于皮肤，而津液蒸变所致。

嗅病室气味：如瘟疫病人的病室充满霉腐臭气；疮疡溃烂者室内有腐烂的恶臭味。

三、问诊

问诊是医生通过对患者或陪诊者进行有目的的询问，以了解健康状态，诊察病情的方法，主要包括问一般情况、主诉、现病史、个人生活史、家族史等方面的内容。

（一）问诊范围

1. 一般情况

一般情况包括患者的姓名、性别、年龄、婚否、民族、职业、籍贯、工作单位、现住址，联系方式等。

2. 主诉

主诉是患者就诊时最感痛苦的症状、体征及其持续时间，是促使患者就诊的主要原因。主诉一般只有 1~2 个症状，但往往是当前疾病的主症，体现当前疾病的主要矛盾。确切的主诉常可作为对疾病正确诊断的向导，如患者叙述心悸、胸痛、乏力，若其中心悸、胸痛较突出，便可以初步考虑为心病；咳嗽、痰多、胸闷，则可初步考虑为肺病。可见，抓准了主诉，就等于抓住了当前疾病的主要矛盾，为准确诊治疾病提供重要线索。对主诉的询问，有助于医生初步估计疾病的类别和范围、病情的轻重与缓急等。

描述主诉时一般不能用诊断性术语，如"肝阳上亢""胸痹"等，只能用具体症状、体征进行描述。但若患者就诊时无自觉症状，甚或望、闻、切诊均未发现异常体征，仅仅是现代医学体检、化验或仪器检查发现异常时可以例外。

3. 现病史

现病史是指患者从起病到本次就诊时疾病的发生、发展及其诊治的经过。现病史包括四个方面的内容。

（1）起病情况　主要包括发病时间、起病缓急及发病原因或诱因、最初症状、性质、部位、当时处理情况等。

（2）病变过程　病变过程是指从患者起病到本次就诊时病情发展变化情况。

（3）诊治经过　诊治经过是指患者患病后至此次就诊前所接受过的诊断与治疗情况。

（4）现在症　现在症是指患者就诊时所感到的痛苦和不适。

4. 既往史

既往史是指患者平素的身体健康状况和既往的患病情况，又称过去病史。

询问既往史时，应注意了解患者有无对某些药物或其他物品的过敏史，以及手术史等。

5. 个人生活史

个人生活史包括患者的生活经历、平素的饮食起居、精神情志及婚育状况等。

（1）生活经历

（2）饮食起居

（3）精神情志

（4）婚育状况

6. 家族史

家族史主要询问与患者有血缘关系的直系亲属的健康与患病情况，必要时应注意询问亲属的死亡原因。询问家族史，有助于某些遗传性疾病和传染性疾病的诊断。

（二）问诊要点

《素问·三部九候论》："必审问其所始病，与今之所方病，而后各切循其脉。"《素问·疏五过论》："凡欲诊病者，必问饮食居处。"明代医学家张景岳将问诊主要内容归纳为"十问"：

一问寒热二问汗，三问头身四问便，

五问饮食六问胸，七聋八渴俱当辨，

九因脉色察阴阳，十从气味章神见。

见定虽然事不难，也须明哲毋招怨。

四、切诊

中医切诊是医生通过手指触按病人的动脉搏动，探查脉象，从而了解病情的一种诊断方法。

脉诊需要在安静的环境下进行，切脉时，医生和患者都要保持心态平静。患者在诊脉前要休息片刻，待状态平静稳定后方可诊脉（特殊患者除外）。诊脉时患者取坐位或仰卧位，手臂与心脏保持在同一水平位，手腕舒展，掌心向上。医生在进行脉诊前一定要静心，调整呼吸，并将注意力完全集中于指下，细心切按 1 分钟以上。

在人的手上，以腕后高骨齐平的为关脉的位置，靠近手的方向为寸脉的位置，靠近手肘方向的为尺脉所在的位置，这就是中医脉诊的"三部"。左手，寸脉主心与小肠，关脉主肝与胆，尺脉主肾与膀胱；右手，寸脉主肺与大肠，关脉主脾与胃，尺脉主肾与命门。对寸关尺三个位置脉，分别进行浮、中、沉取，即轻按、中按及重按，来探查脉象，就是中医脉诊的"九候"。

健康人脉象一般为 1 次呼吸跳 4 次，寸关尺三部有脉，脉不浮不沉，和缓有力，尺脉沉取应有力。临床常见异常脉象有浮脉、沉脉、迟脉、数脉、虚脉、实脉、滑脉、洪脉、细脉、弦脉等。

浮脉：轻按可得，重按则减。特点为脉搏部位表浅。主病：表证。由于外感病邪停留于表时，卫气抗邪，脉气鼓动于外，故脉位浅显。浮而有力为表实；浮而无力为表虚。内伤久病因阴血衰少，阳气不足，虚阳外浮，脉浮大无力为危证。

沉脉：轻按不得，重按乃得。特点为脉搏部位较深。主病：里证。有力为里实，无力为里虚。邪郁于里，气血阻滞阳气不畅，脉沉有力为里实；脏腑虚弱，阳虚气陷，脉气鼓动无力，则脉沉无力。

迟脉：脉搏缓慢（每分钟脉搏在 60 次以下）。主病：寒证。有力为实寒，无力为虚寒。寒则凝滞，气血运行缓慢，脉迟而有力为实寒证。阳气虚损，无力运行气血，脉迟而无力，为虚寒证。运动员和重体力劳动者，脉象常迟，属生理状态。

数脉：脉搏急促（每分钟脉搏在 90 次以上）。主病：热证。有力为实热，无力为虚热。外感热病初起，脏腑热盛，邪热鼓动，血行加速，脉快有力为实热。阴虚火旺，津血不足，虚热内生，脉快而无力为虚热。

虚脉：寸关尺三部脉皆无力，重按空虚，应指松软。主病：虚证。多为气血两虚，气血不足，难以鼓动脉搏，故按之空虚。

实脉：寸关尺三部脉皆有力。主病：实证。邪气亢盛而正气充足，正邪相搏，气血充盈脉道，搏动有力。

滑脉：应指圆滑，按之流利，圆滑如按滚珠。主病：痰饮，食积，实热诸证。多见于青壮年气血充实。妊娠妇女滑脉是气血旺盛养胎之现象，属生理现象。

洪脉：脉大而有力，如波涛汹涌，来盛去衰，来大去长。主病：热盛。内热盛脉道扩张，脉形宽大，因热盛邪灼，气盛血涌，使脉有大起大落。

细脉：脉按之细小如线，起落明显。主病：虚证，多见于阴虚、血虚证；又主湿病。阴血亏虚不能充盈脉道，或湿邪阻压脉道，脉细小。

弦脉：端直而长，挺然指下，如按琴弦。主病：肝胆病，痛证，痰饮。气机不利，肝失疏泄，脉道拘急而显弦脉。病则气乱或痰饮内

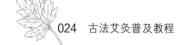

停，致使气机输转不利，出现弦脉。

结脉：脉来缓慢，有不规律的间歇。主病：阴盛气结，寒痰，瘀血。因阴寒内结，脉道气机受阻，故脉来缓慢而时一止。寒痰瘀血，气结不疏，脉气阻滞，故气虚血弱致脉来迟而中止者，则结而无力。

代脉：脉有歇止，止有定数。主病：脏气衰微。因脏气衰弱，元气不足，使脉气不能衔接。

第二节　中医辨证

中医辨证是在长期临床实践中形成的，方法有多种，主要有八纲辨证、病因辨证、气血精津辨证、脏腑辨证、卫气营血辨证、三焦辨证、六经辨证等，其中八纲辨证是各种辨证的总纲。

八纲辨证是根据四诊取得的材料，进行综合分析，以探求疾病的性质、病变部位、病势的轻重、机体反应的强弱、正邪双方力量的对比等情况，归纳为阴、阳、表、里、寒、热、虚、实八类证候，是中医辨证的基本方法，各种辨证的总纳，也是从各种辨证方法的个性中概括出的共性，在诊断疾病过程中，起到执简驭繁、提纲挈领的作用。

一、表里辨证

表证是指六淫、疫疠等外邪从皮毛、口鼻侵入机体的初级阶段，正气抗邪于肌表，以新起恶寒发热为主要表现的证。

里证是指病变部位在内，脏腑、气血、骨髓等受病，以脏腑受损或功能失调症状为表现的证。

表证病因病机：外邪袭表，正气抗邪于外。

主要症状为新起恶寒或恶寒发热并见，脉浮。脏腑症状不明显。起病急，病位浅，病程短。

里证病因病机：外邪袭表，表证不解，病邪传里；外邪直接入里，侵犯脏腑；情志内伤、饮食劳倦，直接损伤脏腑气血。

主要症状为无新起恶寒发热并见，以脏腑症状为主要表。病情较重，病位较深，病程较长。

半表半里证病因病机：外感病邪由表入里的过程中，邪正分争，少阳枢机不利。主要症状为寒热往来，胸胁苦满，心烦喜呕，不欲饮食，口苦咽干，目眩，脉弦。

二、寒热辨证

寒证是指感受寒邪、或阴虚阴盛，导致机体功能活动受限而表现为"冷、凉"等症状特点的证。由于阴盛阳衰或阴虚都可表现为寒证，寒证分为实寒证和虚寒证。

热证是指感受热邪，或脏腑阳气亢盛，或阴虚阳亢，导致机体活动亢进而表现出具有"温、热"等症状特点的证。热证分为实热证和虚热证。

寒证病因病机：感受寒邪，或过服寒凉，起病急骤为实寒；内伤久病，阳气虚弱为虚寒；寒邪客于脏腑，或阳虚阴盛为里寒。

主要症状：恶寒，或畏寒喜暖，肢冷蜷卧，局部冷痛，口淡不渴，痰、涕、涎液清稀，小便清长，大便溏薄，面色白，舌质淡，苔白，脉紧或迟等。

热证病因病机：外感阳邪，过服辛辣，寒郁化热，情志化火，导致体内阳盛，为实热；内伤久病，阴液耗损，阳气偏亢，为虚热；风热袭表为表热；热邪盛于脏腑或阴虚阳亢为里热。

主要症状：发热、恶热喜冷，口渴欲饮，面赤，烦躁不安，痰涕黄稠，小便短黄，大便干结，舌红少津，苔黄燥，脉数等。

寒证、热证又有真热假寒和真寒假热证。真热假寒证指疾病的本质为热证，却表现为某些寒象，是由于邪热内盛，阳气郁闭于内而不能布达于外所致；真寒假热证是指疾病的本质为寒证，却出现某些热象，是由于阳气虚衰，阴寒内盛，逼迫虚阳浮越于上所致。

三、虚实辨证

虚实是辨别人体的正气强弱和病邪盛衰的两纲。

虚证是指人体阴阳、气虚、津液、精髓等正气亏虚，以"不足、松弛、衰退"主为主症状特征的证。

实证是指人体感受外邪，或疾病过程中阴阳气血失调，体内病理产物蓄积，以"有余、亢盛、停聚"为主要症状特征的证。

虚证病因病机：先天不足或后天失调、疾病耗损，导致正气亏虚，邪气不著。

主要症状：由于人体阴阳、气血、津液、精髓等受损程度的不同及所影响脏腑的差异，虚证的表现也各不相同。

实证病因病机：风、寒、暑、湿、燥、火、疫疠及虫毒等侵犯人体，正气奋起抗邪所致；脏腑功能失调，气化失职，气机阻滞，形成痰、饮、水、湿、脓、瘀血、宿食等，停积壅聚体内所致。

主要症状：由于感邪性质与病理产物的不同以及病邪侵袭、停积部位的差别，实证的表现也各不相同。

虚证和实证又有真实假虚证和真虚假实证之分。真实假虚证是指疾病的本质为实证，却出现某些"虚羸"的现象。本证是由于火热或痰食，或湿热，或瘀血等邪气或病理产物大积大聚，以致经脉阻滞，气血不能不能畅达所致。真虚假实证是指疾病的本质为虚证，反出现某些"盛实"的现象。本证是由于脏腑虚衰，气血不足，运化无力，气机不畅所致。

四、阴阳辨证

阴阳是辨别疾病性质的两纲，是八纲的总纲，即将表里、寒热、虚实再加以总的概括。《类经·阴阳类》说："人之疾病……必有所本，或本于阴，或本于阳，病变虽多，其本则一。"指出了证候虽然复杂多变，但总不外阴阳两大类，而诊病之要也必须首先辨明其属阴属阳，因此阴阳是八纲的总纲，一般表、实、热证属于阳证，里、虚、寒证属于阴证。阴证和阳证的临床表现、病因病机、治疗等已述于表里、寒热、虚实六纲之中。但临床上阴证多指里证的虚寒证，阳证多指里证的实热证。

1. 阴证

阴证是体内阳气虚衰、阴偏盛的证候。一般而言，阴证必见寒象，以身畏寒，不发热，肢冷，精神萎靡，脉沉无力或迟等为主证，由脏腑器官功能低下，机体反应衰减而形成，多见于年老体弱或久病者，呈现一派虚寒的表现。

2. 阳证

阳证是体内阳气亢盛，正气未衰的证候。一般而言，阳证必见热象，以身发热，恶热，肢暖，烦躁口渴，脉数有力等为主证，由脏腑器官机能亢进而形成，多见于体壮、新病者，初病呈现一派实热的表现。

五、八纲的关系

表里、寒热、虚实、阴阳八纲的区分并不是单纯的、彼此孤立的、静止不变的，而是错综复杂、互相联系、互相转化的。归纳起来，八纲之间存在着"相兼""夹杂""转化"的关系。

1. 相兼关系

"相兼"即指两个纲以上的症状同时出现，如外感热病初期，见有表证，还须进一步辨其兼寒或兼热，故可分为表寒证和表热证；久病多虚证，当进一步辨其属虚寒证或虚热证。相兼证的出现，不能平均看待，而是有主次和从属关系，如表寒、表热证都是以表证为主，寒或热从属于表证，治疗当以解表为主，分别用辛温解表或辛凉解表；虚寒、虚热证都是以虚证为主，寒或热也从属于虚证，治疗时当以补虚为主，分别用补阳或滋阴的方法。至于表里相兼时，以何证为主，须看具体病情而定。

2. 夹杂关系

"夹杂"即指患者同时出现性质互相对立的两纲症状，如寒热夹杂、虚实夹杂、表里夹杂（习惯上叫表里同病）病。另外，在疾病发展过程中，还会出现一些假象，如真热假寒、真寒假热等。所以，在辨证过程中，要细心观察，全面分析，去伪存真，抓住本质，以免造成误诊、误治，延误病情。

3. 转化关系

"转化"即指某一纲的症状向其对立的一方转化。表里、寒热、虚实、阴阳既是相互对立的，又可在一定条件下相互转化。如外感风寒见恶寒发热、头痛等表寒证，若因病情发展或治疗不当，则病邪可由表入里，病变性质可由寒转热，最后由表寒证转化为里热证；实证可因误治、失治等致病程迁延，虽邪气渐去，而正气亦伤，逐渐转化为虚证；虚证可由于正气不足，不能布化，而产生痰饮或水湿、气滞或血瘀等实邪，出现种种实证。转化在一定条件下才能发生，辨证时必须随时审察病机的转变，及时诊断治疗，避免疾病向恶化方向发展，促进疾病向痊愈方向转化。

八纲辨证运用时，首先辨别表里，确定病变的部位；然后辨别寒热、虚实，分清病变性质，了解正邪双方力量对比状况；最后可以用阴阳加以总的概括。

第二章　经络基础知识

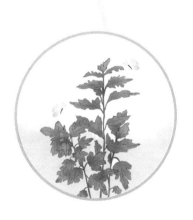

第一节　经络系统

一、经络系统的作用及组成

经络，是人体组织结构的重要组成部分，我们可以把它看成是发源于脏腑而遍行于全身的一种网络系统。它像江、河、湖、溪一样，阡陌纵横，形成一个网络系统，道道相通，遍及全身，它看不见却真实地存在着。它是活体组织气血运行的道路，人死气停则经络消无。

经络通，就会将人体有用的气血精津送到全身以濡养全身；如果经络不通，气血精津就不能送到人体需要的地方，这个时候，人体就会产生病变。

经络对人体的作用：

（1）沟通表里上下，联络脏腑器官。

人体的五脏六腑、五官九窍、四肢百骸、皮肉筋骨等器官和组织，各司其职，又彼此联系，协调配合，主要是通过经络系统的联络和沟通实现。

（2）通行全身气血，濡养脏腑组织。

气血是人体生命活动的物质基础。人体各个脏腑组织器官在气血的温养濡润后才能发挥其正常作用，而气血在全身的输布有赖于经络的运行。《灵枢·本脏》言经络"行血气而营阴阳，濡筋骨，利关节"，也说明经络具有运行气血，濡养脏腑组织的作用。

（3）感应传导。

例如，病人在针灸时，出现酸、胀、麻、重等感觉称为"得气"。针刺感觉沿着经络循行部位传导、放射，称为"行气"。得气和行气现象，就是经络感应和传导作用的具体表现。

（4）调节机能平衡。

当人体发生疾病时，便会出现气血不和及阴阳偏盛偏衰的病理状态。用针灸、推拿、养生功等治疗方法，在相关穴位上施以一定的刺

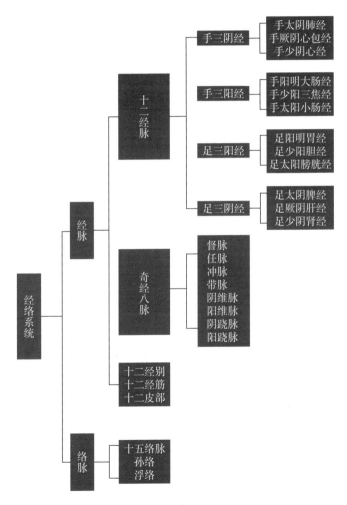

经络系统

激即可激发和增强经络的自动调节和控制功能，纠正气血阴阳的失调状态。

人对经络的分类早有研究。经络系统主要由经脉和络脉组成，经脉分为十二经脉、奇经八脉、十二经别、十二经筋、十二皮部，其中十二经脉又分为手三阴经、手三阳经、足三阴经、足三阳经。手足三阴三阳经分别为：手太阴肺经、手厥阴心包经、手少阴心经、手阳明大肠经、手少阳三焦经、手太阳小肠经、足阳明胃经、足少阳胆经、足太阳膀胱经、足太阴脾经、足厥阴肝经、足少阴肾经。奇经八脉分别为督脉、任脉、冲脉、带脉、阴维脉、阳维脉、阴跷脉、阳跷脉。络脉分为十五络脉、孙络、浮络（见下图）。

二、经络的临床意义

经络学说对中医临床的指导意义主要体现在四个方面，即经络诊断、分经辨证、循经取穴及药物归经。

（一）经络诊断

经络是人体的网络，它们沟通联络人体内外上下、前后左右，使其成为一个有机的整体。在病理状态下，经络也就成为传导病变的信息通道。当机体的脏腑组织发生病变时，常常在其所联系的经脉上（尤其肘膝关节以下部位）出现多种阳性反应。通过对经脉所过部位的详细诊查，可以获得这些阳性反应的信息，并依此判断机体内部发生的病理变化。经络诊断的方法主要有望诊、问诊和触诊。

1. 望诊

当脏腑组织发生病变时，可能在相关联的经脉系统上出现一些可见的病理变化，如变色、隆起、凹陷、丘疹、出血、血管充盈、皮肤粗糙和脱屑等，其可能呈现出线条状，但更多情况下为点状、片状，其部位可能为穴位，也可能不是穴位。有些阳性反应，如变色、隆起、凹陷，可能在按压之后才会出现或者更加明显。

2. 问诊

详细询问和了解患者主要症状的部位，以便明确病变的经脉归属。例如，患者主诉头痛，则有必要问清楚头痛的具体部位是在前额、颞侧、枕部还是头顶，这些部位分别归属于足阳明、足少阳、足太阳及足厥阴等经脉。此外，当脏腑组织发生病变时也可能在相关联的经脉上出现疼痛、厥冷、发热等症状。如痛经、月经不调患者，可能下肢内侧足太阴脾经的循行路线上出现疼痛；心脏病患者可能在前臂内侧手少阴心经的循行路线上出现酸胀、麻木或疼痛。

3. 触诊

触诊是指用手指的指腹触摸以感觉皮肤的温度和湿度的变化，或者通过按压等方式探知皮肤和肌肉的隆起、凹陷，以及皮下结节及其软硬度、压痛、过敏等情况，以收集临床资料，进行经络诊断。在经络诊查中，压痛是最常见、最有意义的阳性反应。压痛是指当采用相同的力度按压时，在一定的经脉循行线上，某些部位所感受到的疼痛会比其他部位明显。

一般地讲，在病变部位或附近出现压痛是十分常见的，如网球肘在肘部出现压痛，肩周炎在肩部一些穴位上出现压痛。压痛还经常出现在与病变相关联的经脉上，特别是十二经脉在四肢肘膝关节以下的部分。压痛可以是点状的，也可以沿着经脉呈线条状分布。压痛点的位置可与腧穴位置相符，也可能在穴位附近甚至远离穴位处。皮下结节是纤维组织增生的结果，可呈现为条索状或颗粒状，质地坚硬，隐于皮下，常见于慢性病症。如慢性腹泻的患者，可能在下肢内侧足太阴脾经所过处出现皮下硬结。

临床上，上述诊断方法经常配合使用。必须强调的是，当经脉及其所联系的脏腑组织发生病变时，阳性反应主要出现在四肢，特别是肘膝关节以下的部分，即经脉"本"的部分。因此，在经络诊查过程中，尤其应当注意观察这些部位的异常反应。

（二）分经辨证

经络沟通人体内外上下、前后左右，每条经脉都有自己的分布区域及其所属脏腑，因此，根据经络循行联系以分析病症归属何经何络，即称"分经辨证"。

将病症按经脉归属和分类，最早可见于《足臂十一脉灸经》和《阴阳十一脉灸经》，前者在每条经脉循行联系后列有一组症状，后者则将病症分为两组。这些文献表明，古人从开始认识经络之时就将经脉的循行分布与病症联系在一起，用经脉对病症进行归类。《灵枢·经脉》的内容和体例与《阴阳十一脉灸经》基本相同，都将经脉病症分为"是动则病"和"是主某所生病"。"是动则病"就是指本条经脉（及其所属脏腑）发生异常变化时可能出现的病症，"是主某所生病"是指本经脉及其穴位能够治疗的病症，二者所涉及的病症均包括外经病与内脏病。虽然二者的角度不同，一个是从发病角度，一个是从治疗角度，却可以相互补充，它们都是该条经脉穴位的主治范围。

除十二经脉的病候外，十五络脉、十二经筋也各有主病。奇经八脉与各经相交会，其所主病症又有其特殊性。

（三）循经取穴

循经取穴是指在辨证分经的基础上，根据腧穴性质的不同，选取与病症相关联经脉上的穴位。腧穴是气血汇聚于体表的特殊部位。《灵枢·卫气失常》说："血气之输，输于诸经，气血留居。""穴"就是气血留居之处。人体有病时，气血就容易瘀积阻滞在这些部位，针灸这些穴位就可以疏通经络，使气血运行通畅，疾病就可消除。

从理论上讲，经脉分布联系到哪里，该经脉的穴位就能主治发生在哪些部位的病症，即杨继洲《针灸大成》归纳总结的"经脉所过，主治所及"。但手足阴阳经脉的主治还是有差别的，在循经取穴时必须予以重视。阴主内，手足六阴经都以治疗内脏病为主，《灵枢·经脉》谓手足六阴经分别主治肺、心、脾、肾、肝等脏器产生的病症；阳主外，手足六阳经主要治疗发生在经脉外行线上的病症，另外，足三阳经还治疗相关的胃、大肠、小肠、胆、膀胱等腑病。《灵枢·经脉》称手足六阳经分别主治津、液、气、血、筋、骨所产生的病症，就是以所属腑的功能或经脉循行特点代表六阳经的主治特点。

虽然穴位繁多，且每个穴位又有许多主治病症，但只要掌握了经络这个纲领，依据循经取穴的原则，就可以执简驭繁，收到事半功倍的效果。如《针灸大成·策》所说："三百六十五络，所以言其烦也，非其要也；十二经穴，所以言其法也，而非会也。总而会之，则人身之气有阴阳，而阴阳之运有经络，循其经而按之，则气有连属，而穴无不正，疾无不除。"

（四）药物归经

药物按其主治性能归入某经和某几经，简称药物归经。此说是在分经辨证的基础上发展起来的。因病症可以分经，主治某些病症的药物也就成为某经和某几经之药。宋、金以来，医家张元素等发扬此说，为掌握药物主治性能提供方便。

清代徐灵胎《医学源流论》说:"如柴胡治寒热往来,能愈少阳之病;桂枝治畏寒发热,能愈太阳之病;葛根治肢体大热,能愈阳明之病。盖其止寒热、已畏寒、除大热,此乃柴胡、桂枝、葛根专长之事。因其能治何经之病,后人即指为何经之药。"近代药物书中多有归经的记载。

经络不仅在人体生理功能的调控上具有重要作用,而且是临床上说明人体病理变化、指导辨证归经和针灸治疗的重要理论依据,故《医学入门》说:"医而不明经络,犹人夜行无烛。业者不可不熟!"

三、十二正经

十二正经的名称是:手太阴肺经、手厥阴心包经、手少阴心经、手阳明大肠经、手少阳三焦经、手太阳小肠经、足太阴脾经、足厥阴肝经、足少阴肾经、足阳明胃经、足少阳胆经、足太阳膀胱经。循行分布于上肢的称手经,循行分布于下肢的称足经。

十二经脉在体表左右对称地分布于头面、躯干和四肢,纵贯全身。六阴经分布于四肢内侧和胸腹部,六阳经分布于四肢外、侧头面和躯干。

十二经脉在四肢的分布规律是:三阴经,上肢分别为手太阴肺经在前、手厥阴心包经在中、手少阴心经在后,下肢分别为足太阴脾经在前、足厥阴肝经在中、足少阴肾经在后,至内踝8寸以上,太阴交出于厥阴之前。三阳经,上肢分别为手阳明大肠经在前、手少阳三焦经在中,手太阳小肠经在后,下肢分别为足阳明胃经在前、足少阳胆经在中,足太阳膀胱经在后。十二经脉在躯干部的分布是:足少阴肾经在胸中线旁开2寸,腹中线旁开0.5寸处;足太阴脾经行于胸中线旁开 6 寸，腹中线旁开 4 寸处；足厥阴肝经循行规律性不强。足阳明胃经分布于胸中线旁开 4 寸，腹中线旁开 2 寸；足太阳膀胱经行于背部，共 4 条，分别行于背正中线旁开 1.5 寸和 3 寸；足少阳胆经分布于身之侧面。

十二经脉在全身分布，是我们气血运行的主干道，其排列和衔接的有规律的。

手足十二经主要通过以下三种形式相互衔接：

阴经与阳经（表里经）在手足部衔接；

阳经与阳经（同名阳经）在头面部衔接；

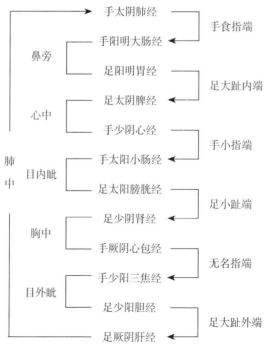

十二正经气血流注次序

阴经与阴经（手足三阴经）在胸部衔接。

手太阴肺经在示指端与手阳明大肠经相交接；手少阴心经在小指与手太阳小肠经相交接；手厥阴心包经由掌中至无名指端与手少阳三焦经相交接；足阳明胃经从跗（即足背部）上至大趾与足太阴脾经相交接；足太阳膀胱经从足小趾斜走足心与足少阴肾经相交接；足少阳胆经从跗上分出，至大趾与足厥阴肝经相交接。

走向与交接规律之间亦有密切联系，两者结合起来，则是：手三阴经，从胸走手，交手三阳经；手三阳经，从手走头，交足三阳经；足三阳经，从头走足，交足三阴经；足三阴经，从足走腹（胸），交手三阴经，构成一个"阴阳相贯，如环无端"的循行路径。

（一）手太阴肺经

手太阴肺经起于中焦，向下联络大肠，回绕过来沿着胃的上口，通过横膈，属于肺脏，从肺系经气管、喉部横行出来，向下沿上臂内侧，行于手少阴经和手厥阴经的前面，下行到肘窝中，沿着前臂内侧前缘，进入寸口，经过鱼际，沿着鱼际的边缘，出拇指内侧端。手腕后方的支脉，从列缺处分出，一直走向食指内侧端，与手阳明大肠经相接。

手太阴肺经腧穴：起于中府，止于少商。左右各 11 个穴位，分别为中府、云门、天府、侠白、尺泽、孔最、列缺、经渠、太渊、鱼际、少商。

手太阴肺经主治病症：咳嗽，气急，喘息，心烦，胸闷，上臂、前臂的内侧前缘酸痛或者厥冷，或掌心发热。当气盛有余时，可见肩背酸痛，感受风寒而汗出，伤风，小便频数，张口嘘气；而气虚不足时，则见肩背冷痛，气短，小便颜色异常。

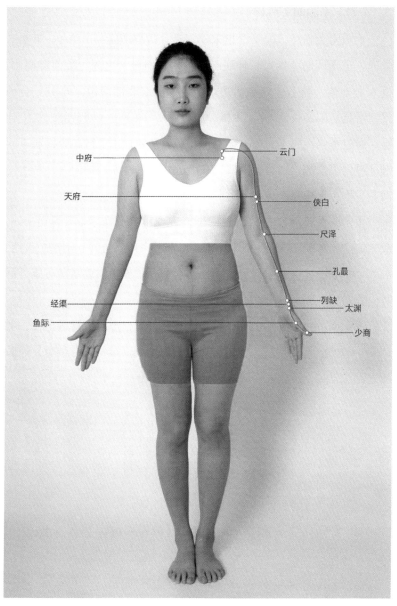

中府 —— 云门
天府 —— 侠白
尺泽
孔最
经渠 —— 列缺 太渊
鱼际 —— 少商

手太阴肺经

（二）手阳明大肠经

手阳明大肠经，起于食指末端，沿食指桡侧缘，出第 1、第 2 掌骨间，进入两筋（指拇长伸肌腱与拇短伸肌腱）之间，沿前臂桡侧，进入肘外侧，经上臂外侧前边，上肩，出肩峰部前边，向上交会颈椎"手足三阳经聚会处"（大椎，属督脉），向下进入缺盆部，联络肺脏，通过横膈，属于大肠。缺盆部支脉，从缺盆部上行颈旁，通过面颊，进入下齿龈，回绕至上唇，交会人中部——左边的向右，右边的向左，上行鼻孔旁，与足阳明胃经相接。

手阳明大肠经腧穴：本经一侧 20 穴，14 穴分布于上肢背面桡侧，6 穴在肩、颈和面部。分别为商阳、二间、三间、合谷、阳溪、偏历、温溜、下廉、上廉、手三里、曲池、肘髎、手五里、臂臑、肩髃、巨骨、天鼎、扶突、口禾髎、迎香。

手阳明大肠经主治病症：眼睛昏黄，口干，鼻流清涕或出血，喉咙痛，肩前、上臂部痛，食指疼痛、活动不利。当气盛有余时，经脉所过部位发热、肿胀，而气虚不足时，则发冷、战栗，难以复温。

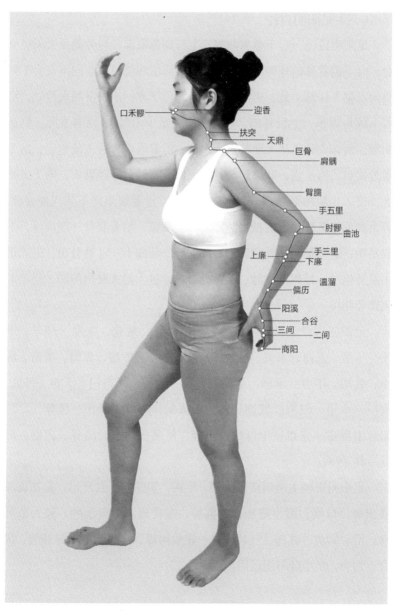

口禾髎　　迎香
　　　　　扶突　天鼎
　　　　　　　　巨骨
　　　　　　　　肩髃
　　　　　　　　臂臑
　　　　　　　　手五里
　　　　　　　　肘髎　曲池
上廉　　　　　手三里
　　　　　　　下廉
　　　　　　　　温溜
　　　　　　偏历
　　　　　　阳溪
　　　　　　合谷
三间　　二间
　　　　　商阳

手阳明大肠经

（三）足阳明胃经

足阳明胃经，起于鼻翼两侧，上行到鼻根部，与旁侧足太阳经交会，向下沿着鼻的外侧进入上齿龈内，回出环绕口唇，向下交会于颏唇沟承浆（任脉）处，再向后沿着口腮后下方，出于下颌大迎处，沿着下颌角颊车，上行耳前，经过上关（足少阳经），沿着发际，到达前额。面部支脉，从大迎前下走人迎，沿着喉咙，进入缺盆部，向下通过横膈，属于胃，联络脾脏。缺盆部直行的脉，经乳头，向下夹脐旁，进入少腹两侧气冲。胃下口部支脉，沿着腹里向下到气冲会合，再由此下行至髀关，直抵伏兔部，下至膝盖，沿着胫骨外侧前缘，下经足跗，进入足次趾外侧端。胫部支脉，从膝下三寸处分出，进入足中趾外侧端。足跗部支脉，从跗上分出，进入足大趾内侧端，与足太阴脾经相接。

足阳明胃经腧穴：承泣、四白、巨髎、地仓、大迎、颊车、下关、头维、人迎、水突、气舍、缺盆、气户、库房、屋翳、膺窗、乳中、乳根、不容、承满、梁门、关门、太乙、滑肉门、天枢、外陵、大巨、水道、归来、气冲、髀关、伏兔、阴市、梁丘、犊鼻、足三里、上巨虚、条口、下巨虚、丰隆、解溪、冲阳、陷谷、内庭、厉兑。共45穴。

足阳明胃经主治病症：躁狂，疟疾，温热病，自汗出，鼻塞流涕或出血，口喝，唇生疮疹，颈部肿，喉咙痛，大腹水肿，膝关节肿痛；沿着胸前、乳部、气冲穴部、腹股沟部、大腿前、小腿外侧、足背上均痛，足中趾不能运用。

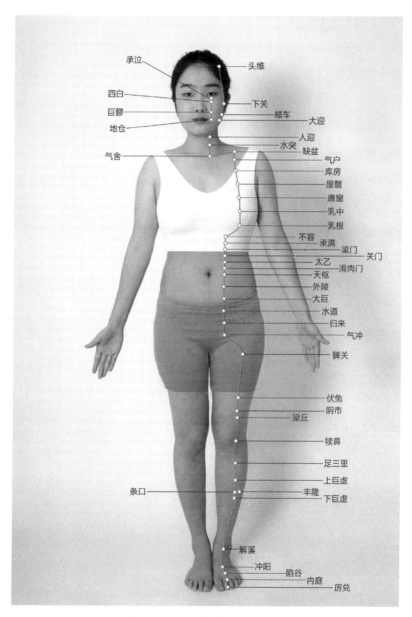

足阳明胃经

（四）足太阴脾经

足太阴脾经，起于足大趾末端，沿着大趾内侧赤白肉际，经过大趾本节后的第 1 跖趾关节后面，上行至内踝前面，再上小腿，沿着胫骨后面，交出足厥阴肝经的前面，经膝股部内侧前缘，进入腹部，属于脾脏，联络胃，通过横膈上行，夹咽部两旁，连系舌根，分散于舌下。胃部支脉，从胃部分出，向上通过横膈，流注于心中，与手少阴心经相接。脾之大络，穴名大包，位在渊腋穴下三寸，分布于胸胁。

足太阴脾经腧穴：隐白、大都、太白、公孙、商丘、三阴交、漏谷、地机、阴陵泉、血海、箕门、冲门、府舍、腹结，大横、腹哀、食窦、天溪、胸乡、周荣、大包。共 21 穴。

足太阴脾经主治病症：舌根部痛，身体不能活动，吃不下，心烦闷，心窝下急痛，大便溏，腹有痞块，泄泻，或小便不通，黄疸，不能安睡，想打呵欠而气出不畅，大腿和小腿内侧肿、厥冷，足大趾不能运用。

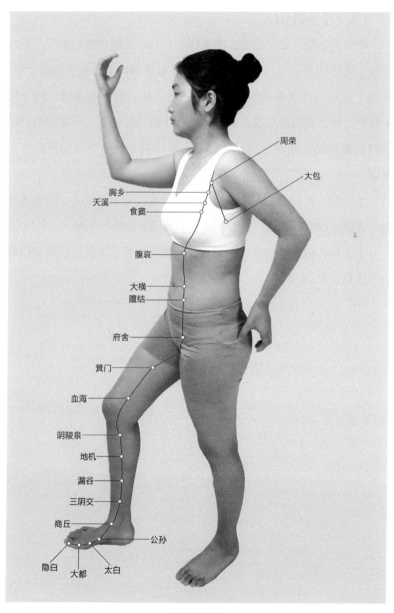

足太阴脾经

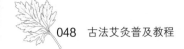

（五）手少阴心经

手少阴心经，起于心中，出来属于心与各脏腑相连的组织，下过膈肌，连于小肠。上行支脉，从心脏的系带部向上，夹食道旁上行，联结于眼后内连于脑的组织。外行主干，从心系上行至肺，向下出于腋下，沿上臂内侧后缘，走手太阴、手厥阴经之后，下至肘内，沿前臂内侧后缘，到掌后豌豆骨部进入掌内后边，沿小指的桡侧出于末端。

手少阴心经腧穴：起于极泉，止于少冲。左右各 9 穴，分别为极泉、青灵、少海、灵道、通里、阴郄、神门、少府、少冲。

手少阴心经主治病症：眼睛昏黄，胁肋疼痛，上臂、前臂的内侧后边疼痛、厥冷，掌心热。

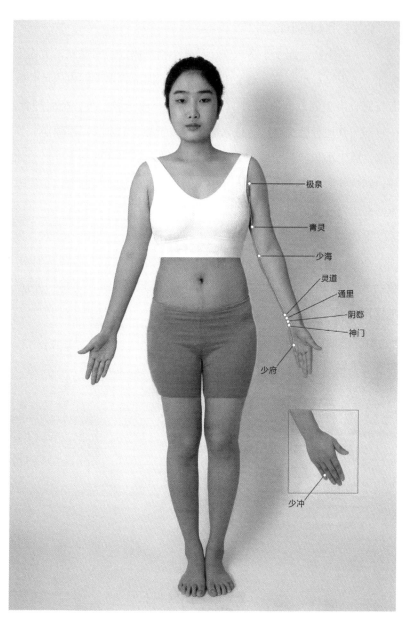

极泉

青灵

少海

灵道

通里

阴郄

神门

少府

少冲

手少阴心经

（六）手太阳小肠经

手太阳小肠经起于小指末端，沿着小指尺侧、手掌尺侧，上达手腕部，出于尺骨小头部，直上沿尺骨下缘，向上，出于肘内侧尺骨鹰嘴与肱骨内上髁之间，向上，沿臂外后侧，出于肩关节，绕肩胛骨，在肩部与其他经脉交会后，进入缺盆，络于心，沿食管穿过膈肌，到胃部，属于小肠。一个分支，从锁骨上窝上行，沿颈部向上，经过面颊，到达外眼角，折回，进入耳中。一个分支，从面颊部分出，经过鼻部到达内眼角，斜外联络到颧骨部。

手太阳小肠经腧穴：起于少泽，止于听宫。左右各 19 穴，分别为少泽、前谷、后溪、腕骨、阳谷、养老、支正、小海、肩贞、臑俞、天宗、秉风、曲垣、肩外俞、肩中俞、天窗、天容、颧髎、听宫。

手太阳小肠经主治病症：耳聋，目赤，面颊肿胀，颈部、颌下、肩胛、上臂、肘以及前臂的外侧后缘疼痛。

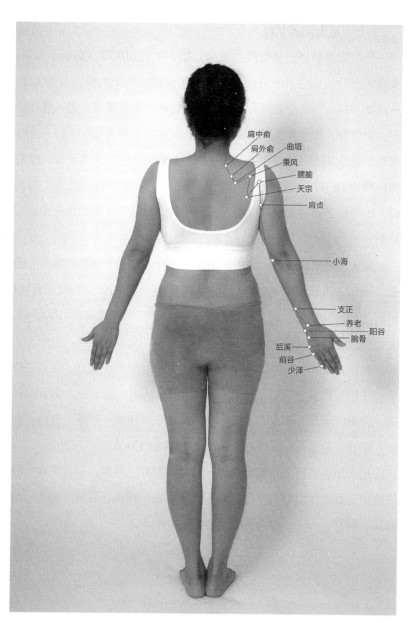

手太阳小肠经

（七）足太阳膀胱经

足太阳膀胱经，从眼睛内侧角开始，上行到额部，交会于头顶。头顶部有分支到达耳上方。直行主干从头顶内络于大脑，出于项部，分两支下行：一支沿肩胛骨内侧，夹脊柱旁，到达腰部，进入脊柱筋肉，联络肾，属于膀胱；从腰部又有分支发出，经脊柱旁下行，穿过臀部，进入腘窝中。另一分支，从肩胛骨内侧左右分别下行，经肩胛内缘夹脊下行，经过髋关节，从大腿外侧后缘下行，会合于腘窝部，由此向下通过腓肠肌部，出于外踝后方，沿第 5 跖骨到达小趾端外侧。

足太阳膀胱经腧穴：睛明、攒竹、眉冲、曲差、五处、承光、通天、络却、玉枕、天柱、大杼、风门、肺俞、厥阴俞、心俞、督俞、膈俞、肝俞、胆俞、脾俞、胃俞、三焦俞、肾俞、气海俞、大肠俞、关元俞、小肠俞、膀胱俞、中膂俞、白环俞、上髎、次髎、中髎、下髎、会阳、承扶、殷门、浮郄、委阳、委中、附分、魄户、膏肓、神堂、譩譆、膈关、魂门、阳纲、意舍、胃仓、肓门、志室、胞肓、秩边、合阳、承筋、承山、飞扬、跗阳、昆仑、仆参、申脉、金门、京骨、束骨、足通谷、至阴，共 67 穴，左右合 134 穴。

足太阳膀胱经主治病症：痔，疟疾，躁狂，癫痫，头顶前囟及后项疼痛，目赤，流泪，鼻塞、流涕或鼻出血，颈项、后背、腰部、尾骶部、腘窝、小腿、脚部疼痛，足小趾功能障碍。

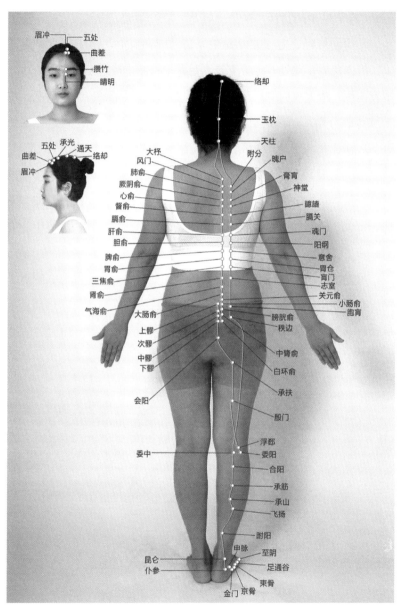

足太阳膀胱经

（八）足少阴肾经

足少阴肾经，起于足小趾的下方，斜向脚心，出于舟骨粗隆之下，沿内踝后，此处有一分支进入足跟中；主干经过小腿内侧，达到腘窝内侧，沿大腿内侧后缘上行，通过脊柱，属于肾，络于膀胱。主干从肾脏分出，通过肝脏、膈肌，进入肺中，沿喉咙，到达舌根两旁。从肺脏发出分支，联络心脏，流注于胸中。

足少阴肾经腧穴：涌泉、然谷、太溪、大钟、水泉、照海、复溜、交信、筑宾、阴谷、横骨、大赫、气穴、四满、中注、肓俞、商曲、石关、阴都、通谷、幽门、步廊、神封、灵墟、神藏、彧中、俞府，共27穴，左右合54穴。

足少阴肾经主治病症：口热，舌干，咽喉肿，气逆气急，咽喉干痛，心中烦闷，心痛，黄疸，腹泻，沿脊柱、大腿内侧后缘疼痛，下肢痿软或厥冷，喜欢躺着，脚底发热而痛等。

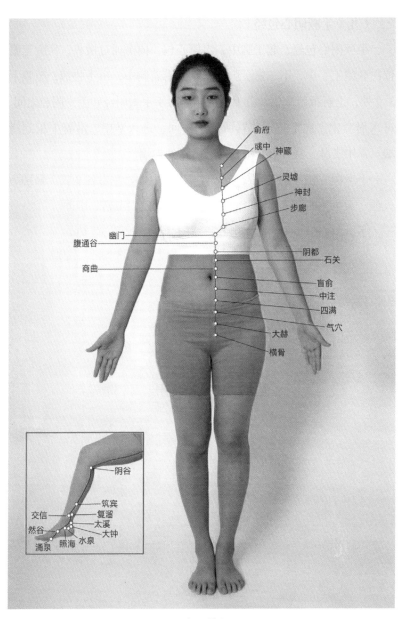

足少阴肾经

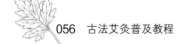

（九）手厥阴心包经

手厥阴心包经，起于胸中，出属心包，向下通过横膈，从胸至腹依次联络上、中、下三焦。胸部支脉，沿着胸中，出于胁部，至腋下3寸处，上行抵腋窝中，沿上臂内侧，行于手太阴经和手少阴经之间，进入肘窝中，向下行于前臂两筋的中间，进入掌中，沿着中指到指端。掌中支脉，从劳宫分出，沿无名指到指端。

手厥阴心包经腧穴：起于天池，止于中冲。左右各9穴，分别为天池、天泉、曲泽、郄门、间使、内关、大陵、劳宫、中冲。

手厥阴心包经主治病症：心胸烦闷，心痛，掌心发热。

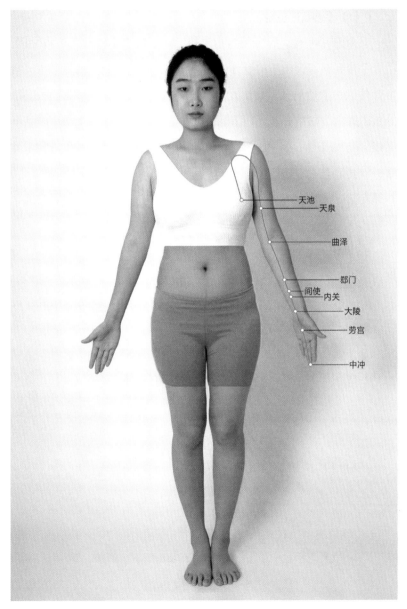

手厥阴心包经

（十）手少阳三焦经

手少阳三焦经，起于无名指末端，向上行于小指与无名指之间，沿着手背到腕部，出于前臂外侧桡骨和尺骨之间，向上通过肘尖，沿上臂外侧，上达肩部，交出足少阳胆经的后面，向上进入锁骨上窝，分布于胸中，联络心包，向下通过横膈，从胸至腹，属于上、中、下三焦。胸中支脉，从胸部向上，出于锁骨上窝，上走颈旁，联系耳后，沿耳后直上，出于耳上方，再弯曲下行至面颊，到达眼眶下部。耳部支脉，从耳后进入耳中，出走耳前，经过上关穴，与前脉交叉于面颊部，到达外眼角。

手少阳三焦经腧穴：起于关冲，止于丝竹空。左右各 23 穴，分别为关冲、液门、中渚、阳池、外关、支沟、会宗、三阳络、四渎、天井、清冷渊、消泺、臑会、肩髎、天髎、天牖、翳风、瘈脉、颅息、角孙、耳门、耳和髎、丝竹空。

手少阳三焦经主治病症：自汗出，目外眦痛，面颊肿，耳后、肩部、上臂、肘、前臂外侧疼痛，无名指运用欠灵活。

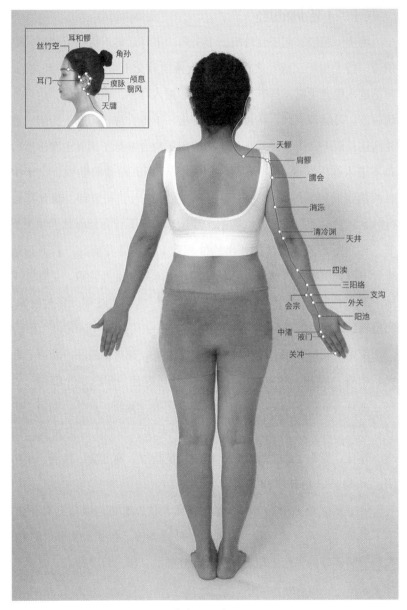

手少阳三焦经

（十一）足少阳胆经

足少阳胆经，起于目外眦，上头角，下耳后再返折上行到额，沿颈旁，行手少阳三焦经之前，至肩上再向后交出手少阳三焦经之后，向下进入锁骨上窝。耳部支脉，从耳后进入耳中，出走耳前，达目外眦后方。外眦部支脉，从目外眦处分出，下走大迎，会合手少阳三焦经到达目眶下，下行经颊车，于颈部向下会合前脉于锁骨上窝，然后向下进入胸中，通过横膈，联络肝，属于胆，沿着胁肋内，出于少腹两侧腹股沟动脉部，绕阴部毛际，横行进入髋关节部。缺盆部直行脉，从缺盆下行腋下，沿胸侧，经过季胁，下行会合前脉于髋关节部，再向下沿着大腿外侧，出膝外侧，下行经腓骨前面，直下到达腓骨下段，下出外踝前面，沿足背部，进入第4趾外侧端。足背部支脉，从足背分出，沿第1、第2跖骨之间，出于大趾端，穿过趾端，回过来到趾甲后的毫毛部。

足少阳胆经腧穴：瞳子髎、听会、上关、颔厌、悬颅、悬厘、曲鬓、率谷、天冲、浮白、头窍阴、完骨、本神、阳白、头临泣、目窗、正营、承灵、脑空、风池、肩井、渊腋、辄筋、日月、京门、带脉、五枢、维道、居髎、环跳、风市、中渎、膝阳关、阳陵泉、阳交、外丘、光明、阳辅、悬钟、丘墟、足临泣、地五会、侠溪、足窍阴，共44穴，左右合88穴。

足少阳胆经主治病症：头痛，颞痛，目外眦痛，锁骨上窝肿痛，腋下肿如"马刀侠瘿"等；自汗出，战栗发冷，疟疾；胸部、胁肋、大腿及膝部外侧以至小腿腓骨下段、外踝前，以及骨节酸痛，足无名趾不灵活。

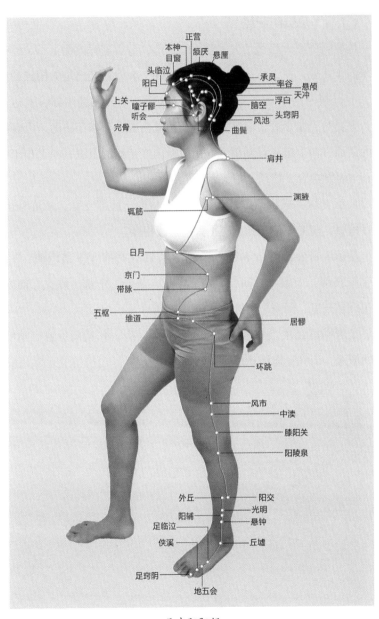

足少阳胆经

（十二）足厥阴肝经

足厥阴肝经，起于足大趾背面毫毛部，沿着足背内侧上行，经过内踝前 1 寸处，向上行小腿内侧，至内踝上 8 寸处交出足太阴经的后面，上行腘内侧，沿着大腿内侧，进入阴毛中，环绕阴部，上达小腹，夹胃旁，属于肝，联络胆，向上通过横膈，分布于胁肋，沿着喉咙的后面，向上进入鼻咽部，连接眼后内连于脑的组织，向上出于前额，与督脉会合于巅顶。

目系支脉，从目系下行颊里，环绕唇内。肝部支脉，从肝分出，通过横膈，向上流注于肺，与手太阴肺经相接。

足厥阴肝经腧穴：本经一侧 14 穴，11 穴分布于下肢内侧，3 穴位于胸腹部。大敦、行间、太冲、中封、蠡沟、中都、膝关、曲泉、阴包、足五里、阴廉、急脉、章门、期门。

足厥阴肝经主治病症：肝、胆、脾、胃病，如胸闷，恶心呕吐，大便溏泄，疝气，遗尿或癃闭，妇科病。

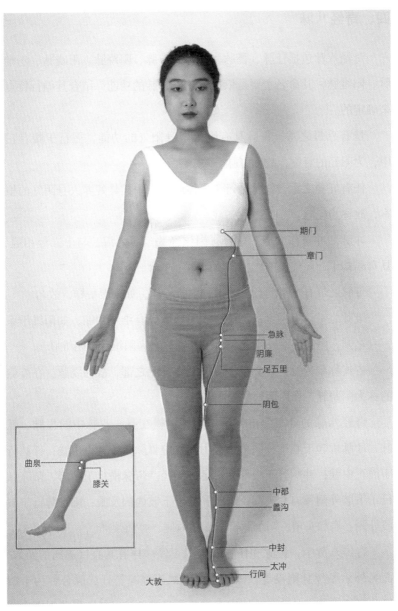

期门

章门

急脉

阴廉

足五里

阴包

曲泉

膝关

中都

蠡沟

中封

太冲

行间

大敦

足厥阴肝经

四、奇经八脉

奇经八脉包括任脉、督脉、冲脉、带脉、阴跷脉、阳跷脉、阴维脉、阳维脉，其命名主要是依据每一条经脉的功能，结合其循行特点来确定的。

督有总督之意，督脉具有统摄全身阳气的功能，循行于腰背正中，为阳经的督纲，故称督脉。

任有妊养之意，任脉循行于人体胸腹正中，是妊养人身阴气的根本，故称为任脉。

冲脉之冲可作"通"解释，因该经为经脉之海，与十二经相通，具有涵蓄十二经气血的作用，故而称为冲脉。

带脉之带有围绕的意思，带脉围腰一周，如束腰一样，故名。

维脉之维，有网维的意思，表明该脉具有维系功能，如阳维维系一身之阳，阴维维系一身之阴，故分别称之为阳维脉和阴维脉。

古代称靴为跷，跷脉起于下肢足踝穿靴之部，故称跷脉。在外侧的称为阳跷脉，在内侧的称为阴跷脉。

奇经八脉的分布部位与十二经脉纵横交互，八脉中的督脉、任脉、冲脉皆起于胞中，同出于会阴，其中督脉行于背正中线；任脉行于前正中线；冲脉行于腹部会于足少阴经。带脉横行于腰部，阳跷脉行于下肢外侧及肩、头部；阴跷脉行于下肢内侧及眼；阳维脉行于下肢外侧、肩和头项；阴维脉行于下肢内侧、腹和颈部。

奇经八脉中，督脉和任脉同十二正经一样有其直接连属的经穴，而另外六条经脉则没有，因此常将十二正经与督任二脉合称为十四经。督任二脉也是艾灸临床中有重要意义的两条经脉，因此下面主要对这两条经脉的循行及作用进行介绍。

（一）督脉

督脉主干行于后正中线，起始于小腹部（胞中）当骨盆的中央，在女子，入内联系阴部的"廷孔"——当尿道口的外端。由此分出络脉，分布于阴部，会合于会阴，绕向肛门之后，分支别行绕臀部到足少阴，与足太阳经的分支相合。足少阴从股内后缘上行，贯通脊柱并连属肾脏。督脉又与足太阳经同起于目内眦，上行至额，交会于巅顶，入络于脑；又退出下项，循行肩胛内侧，夹脊柱抵达腰中，入循脊里联络肾脏。在男子，则沿阴茎下至肛门，与女子相同。督脉另一支从小腹直上，穿过脐中央，向上通过心脏，入于喉咙，上至下颌部，环绕口唇，向上联络两目之下的中央。

督脉腧穴：长强、腰俞、腰阳关、命门、悬枢、脊中、中枢、筋缩、至阳、灵台、神道、身柱、陶道、大椎、哑门、风府、脑户、强间、后顶、百会、前顶、囟会、上星、神庭、素髎、水沟、兑端、龈交，共28穴。

督脉主治病症：神志病，热病，腰骶、背、头项局部病证及相应的内脏疾病，如颈项强痛、角弓反张等症。督脉督一身之阳气，只要是阳气衰弱都可以在督脉上找到合适的穴位进行治疗。

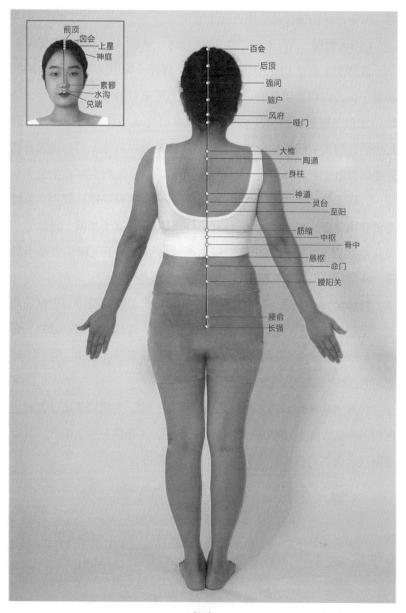

督脉

（二）任脉

任脉起于小腹内，下出会阴，向上行于阴毛部，沿着腹内，向上经过关元等穴，到达咽喉部。再上行环绕口唇，经过面部，进入目眶下。

任脉腧穴：会阴、曲骨、中极、关元、石门、气海、阴交、神阙、水分、下脘、建里、中脘、上脘、巨阙、鸠尾、中庭、膻中、玉堂、紫宫、华盖、璇玑、天突、廉泉、承浆，共24穴。

任脉主治病症：本经腧穴主治腹、胸、颈、咽喉、头面等局部病症和相应的内脏器官病症，部分腧穴有强壮作用，少数腧穴可治疗神志病。

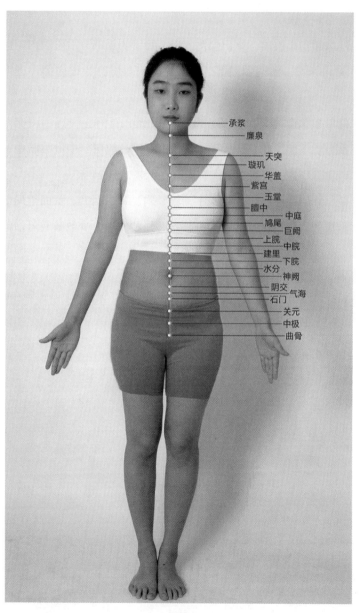

任脉

第二节 经络理论在艾灸中的应用

艾灸治疗是通过对一定腧穴进行艾灸来完成的，作为灸法的临床治疗实施方案，配穴处方得当与否，直接关系到治疗效果的好坏。选取适当的腧穴是配穴处方主要内容之一。人体 14 条经络线上有 361 个穴位和众多经外奇穴，每个穴位都有一定的特性，其主治功能不尽相同。只有依据经络、腧穴理论，结合临床具体实践，掌握艾灸治疗的一般原则，才能合理地选取适当腧穴，正确拟定灸法处方。艾灸治疗以脏腑经络学说为指导，以循经取穴为主，并根据不同证候选取不同腧穴。

一、归经施治

归经施治指根据各类疾病的不同症状、不同病因，将临诊时一系列疾病的症状归属到某一经脉进行治疗，或用相表里的经脉进行治疗的总称。临证时，一般采用脏腑辨证、三焦辨证分证归经，再结合八纲，辨其表里寒热虚实，进行具体治疗。

一般来讲，各类疾病的主要症状分类如下。

咳嗽，流涕鼻塞，呼吸不利，气喘痰鸣，发热等，为上焦病，归属于肺经。

呕吐，腹痛，泄泻，痢疾，便秘，食欲不振，食谷不化等，属中焦病，归属脾经。

心悸，怔忡，吐舌，神乱不安，高热昏迷，胡言乱语，目光直视等，属上焦病，归属心经。

烦躁易怒，颈项强直，四肢抽搐，胸胁疼痛，气逆不利，口苦咽干，吐弄舌等，属中焦病，归属肝经。

腰痛不适，下肢痿软，小便短涩，尿频尿急，遗尿，盗汗等，属下焦病，归属肾经。

由于肺与大肠，脾与胃，心与小肠，肝与胆，肾与膀胱各为表里，生理上相互为用，病理上相互影响，艾灸时，除了归经施治外，也常用表里兼治之法。

二、取穴原则

临床取穴原则主要有近部取穴、远部取穴和随证取穴。

（一）近部取穴

指选取病痛的所在部位或邻近部位腧穴。这一取穴原则是根据腧穴普遍具有近治作用特点提出来的，其应用非常广泛，大凡其症状在体表部位反应较为明显和较为局限的病症，均可按近部取穴原则选取腧穴。如：胃痛选中脘，鼻痛选迎香。

（二）远部取穴

指选取距离病痛较远处部位的腧穴。这一取穴原则是根据腧穴具有远治作用的特点提出来的。人体许多腧穴，尤其是四肢肘、膝关节以下的经穴，不仅能治疗局部病证，还可以治疗本经循行所及远离部位的病证。远部取穴临床上运用非常广泛，具体取穴时既可取所病脏腑经脉的本经腧穴，也可取表里经或其他相关经脉上的腧穴。如：上牙痛选内庭；下牙痛选合谷。

（三）随证取穴

又称对证取穴，是指针对某些全身症状或疾病的病因病机而选取腧穴，这一取穴原则是根据中医理论和腧穴主治功能而提出的。如：胃火牙痛选内庭、二间；肾虚牙痛选太溪、行间。

三、腧穴配伍原则与方法

前贤云：不知穴之配合，犹如癫马乱跑，不独不能治病，且有使病机变生他种危险之状态。可见腧穴配伍之重要性。临证治病取穴，能用单穴达到治疗目的自然最好，这样既简便易施，又减轻医者之劳、病者之痛。但往往临证病情复杂，或数病相兼，或虚实寒热错杂，单穴难以达到治疗效果，这就必须在辨证论治原则指导下，法因证立，方随法出，根据腧穴的特性和功能，配伍应用，通过腧穴间的协同作用，发挥穴性之能，各尽其长，以应对多种复杂病证，达到治疗效果。

根据病情，按照治疗方法的需要，将两种以上的腧穴合用，谓之配穴。也就是利用腧穴之间的相互作用，或协同增效，或互相抑制，减轻不良作用，以更好地发挥腧穴的功用。腧穴的配伍非随意组合，而是在辨证论治原则的指导下，根据腧穴的特性和功能，按照一定的原则，理法方穴严谨，组成君臣佐使有序的有制之师。

（一）腧穴配伍原则

1. 相须原则

是指两个以上功效类似的腧穴，合用能增强其原有的功效。如血海、地机均能活血化瘀，合用则活血化瘀之功更胜；关元、命门均能温补阳气，合用则温阳之功更强，等等。功能作用相同的腧穴配伍，可互相促进，充分发挥腧穴的功能和作用，尽早治愈疾病。

2. 相使原则

是指两个以上功能不同的腧穴，按君臣佐使合用，主穴针对主要病机，臣穴协同主穴之功，佐穴针对兼症，而使穴着重引经，君臣有序，主次分明，各司其职，增加主穴疗效，以共同发挥治疗作用。如肾阴虚当取最善滋阴之太溪滋补肾阴为君，三阴交补三阴协同太溪补肾填精为臣，足三里补后天脾胃以养先天为主，取肾俞直达病所为使，共同达到滋补肾阴的目的。

3. 相制原则

是指一种腧穴能抑制或缓和另一种腧穴的作用，降低其原有不良作用，更好地发挥其功效。如中极善疏利膀胱而利尿，为防止其疏利太过，可加关元温阳益气而化气利水。这种腧穴间的相互制约作用，是临证配伍必须要考虑到的。近年来有人提出腧穴间具有拮抗作用，值得我们深入研究。

4. 以循经为主，标本根结互用的原则

腧穴与经脉不可分，而标本根结学说则是阐明腧穴与经脉上下、内外的对应关系。故腧穴的配伍要重视其经脉的特性和功能，考虑到标本根结的临床指导意义，重视循经取穴的应用，本着"本病取标，标病取本"的原则。

如腰背痛取委中外，还可以根据本病取标的原则，取睛明。除取局部的穴位外，还可以根据标本根结原则，取其根——四肢末端腧穴，如临床常见巅顶痛取百会配太冲、偏头痛取风池配丘墟、前额痛以攒竹配解溪、后头痛以风府配昆仑，就是极好的例证。

5. 随症取穴原则

人以天地之气生，四时之法成，疾病莫不因时、因地而异，病情复杂，症状百出。因此，在配穴组方时，除了针对主要病证施治外，还要针对不同的症状取穴施治。个别症状的解除，可以为治本创造有利条件，这也是配穴处方不可忽略的环节。

如中风的半身不遂，常会兼有吞咽困难，这时除了取针对半身不遂的腧穴外，还应配取崇骨、廉泉以治疗吞咽困难，解决了吞咽困难，后天得以补充，气血生化有源，有利于肢体的康复。

6.精穴疏针的原则

针灸作用于腧穴，常会给病人带来皮肉之痛；长期针某穴，会损伤局部皮肤，使其色变结痂。因此，针灸除了辨证选穴，还要配伍精当，精穴疏针，以减轻病人痛苦。盲目罗列腧穴，不但不能增加疗效，反而可能会降低主要腧穴的功效。正如《针灸大成》所云：故不得其要，虽取穴之多，亦无以济人，苟得其要，则虽会通之简，亦足以成功。

总之，腧穴配伍原则是指导临症配穴组方的基础，医欲善其效，必先熟悉腧穴配伍原则，或相须而用，或相制而用，以充分发挥腧穴配伍所产生的功效。

（二）腧穴配伍方法

腧穴配伍方法是在配穴原则指导下，根据不同病症的需要，以君臣佐使为序，选穴组方的具体方法。历代医籍记载的配穴方法很多，现仅就临床常用的方法分述于下。

1.循经配穴法

是在脏腑经络理论的指导下，根据经络"内联脏腑，外络肢节，经脉所通，主治所及"的原理，选取相关经脉上的腧穴配穴组方的方法。

（1）本经特经配穴　即在患病经脉上选取相关腧穴配伍。包括本经上下循经配穴，如上牙痛取下关配内庭；本经辨证循经配穴，如实热便秘取天枢配丰隆；本经首尾循经配穴，如痔疮取长强配龈交。

（2）异经循经配穴　指在患病部位相关的经脉上，选取相关腧穴配伍。包括同名经循经配穴，如下牙痛取颊车配合谷；交会经循经配穴，如面部麻木取听宫配丝竹空穴，头项强痛取大椎配后溪等等。

2. 交接经配穴法

是在脏腑经络理论指导下，根据两条经脉相互交接，经气相通的原则，取相交接经脉上的腧穴配伍。如肾虚之足跟痛，取本经太溪配以相交接之心包经大陵，等等。

3. 特定穴配穴法

是指在辨证论治原则指导下，取有特殊治疗作用的腧穴配伍。

（1）原络配穴　又称主客配穴，是根据脏腑表里经脉相连的原理，主病取原，客病配络。即阳经腑病影响到阴经里病时，以阳经原穴为主，配合阴经络穴；反之阴经脏腑病影响到阳经表病时，以阴经原穴为主，配合阳经络穴。如肺病影响大肠，以太渊配偏历；又如肝阴亏虚之视物不清，取太冲配光明。

"原穴"即十二经脉分布于手足腕、踝部位的十二个原穴。凡此十二原穴对内脏疾患的疗效很好。如《灵枢·九针十二原》篇云："五脏有六腑，六腑有十二原，十二原出于四关，四关主治五脏。五脏有疾，当取之十二原。"络穴"即十五络脉分布于四肢、腹腰等处的十五个络穴。凡此十五络穴，对十二经脉的阴经与阳经起着联络的作用。取原络相配，能通达内外，贯彻上下，对内脏与体表疾患均可治疗。

　　原穴与络穴均为特定穴，两者一表一里，原络相配达到调整脏腑的功能，输布经气，通经活络增强疗效，不仅治疗疾病，同时还可增强人体正气，提高机体抗病能力，促进机体自然康复的趋势，临床疗效显著，历来为医家所重用。

　　具体应用：太渊配偏历，主治咳嗽气喘、上部浮肿等；合谷配列缺，主治外感咳嗽、偏正头痛等；冲阳配公孙，主治胃痛呕吐、肠鸣腹痛等；太白配丰隆，主治胸腹胀闷、痰饮咳嗽等；神门配支正，主治怔忡、惊悸、癫痫、目眩等；大陵配外关，主治胸肋疼痛、心烦吐血等；腕骨配通里，主治头项强痛、舌强不语等；太溪配飞扬，主治头痛咽肿、咳嗽、目眩等；阳池配内关，主治胸肋胀痛、头痛发热等；丘虚配蠡沟，主治少腹疼痛、胁肋胀痛等；太冲配光明，主治肝胆火邪上炎、目赤生翳等。

　　原络配穴口诀：

　　太渊配穴于偏历，合谷配穴点列缺；（肺与大肠相表里）

　　冲阳配穴按公孙，太白配穴至丰隆；（脾胃相表里）

　　神门配穴找支正，腕骨配穴寻通里；（心与小肠相表里）

　　京骨配穴行大钟，太溪配穴定飞扬；（肾与膀胱相表里）

　　大陵配穴是外关，阳池配穴走内关；（心包与三焦相配）

　　丘墟配穴到蠡沟，太冲配穴见光明。（肝胆相表里）

十二原穴及十五络穴

经脉	原穴	络穴	经脉	原穴	络穴
肺	太渊	列缺	膀胱	京骨	飞扬
大肠	合谷	偏历	肾	太溪	大钟
胃	冲阳	丰隆	心包	大陵	内关
脾	太白	公孙	三焦	阳池	外关
心	神门	通里	任		鸠尾
小肠	腕骨	支正	督		长强
胆	丘墟	光明	脾		大包
肝	太冲	蠡沟			

（2）俞募配穴　脏腑发生病变时，多在俞募穴上得到反应，所以取脏腑的俞穴和募穴配伍能治疗本脏腑疾病。五脏有病以背俞穴为主配以募穴，六腑有病以募穴为主配以背俞穴。俞穴，即膀胱经第一侧线上腰背部的穴位；募穴，位于胸腹部，故又称为"腹募穴"。由于背俞穴和募穴都是脏腑之气输注和会聚的部位，在分布上大体与对应的脏腑所在部位的上下排列相接近，因此，主要用于治疗相关脏腑的病证。根据《难经·六十七难》"阴病行阳，阳病行阴。故令募在阴，俞在阳"，及《素问·阴阳应象大论》"从阴引阳，从阳引阴"等论述，腑病（阳病）多与募穴（阴部）联系。临床上腑病多选其募穴，脏病多选其背俞穴。《灵枢·卫气》云："气在胸者，止之膺与背俞。气在腹者，止之背俞……"说明了脏腑之气可以通过气街与其俞、募穴相联系。由于俞、募穴均与脏腑之气密切联系，因此，临床上常常将病变脏腑的俞、募穴配合运用，以发挥其协同作用。《素问·奇病论》载："口苦者……此人者，数谋虑不决，故胆虚，气上溢而口

为之苦，治之以胆募、俞。"即是最早记载的俞募配穴法的具体运用。如肺咳取肺俞配中府，遗尿取中极配膀胱俞。

俞募配穴

募穴	脏腑	俞穴	募穴	脏腑	俞穴
中府	肺	肺俞	中脘	胃	胃俞
膻中	心包	厥阴俞	日月	胆	胆俞
巨阙	心	心俞	中极	膀胱	膀胱俞
期门	肝	肝俞	天枢	大肠	大肠俞
章门	脾	脾俞	石门	三焦	三焦俞
京门	肾	肾俞	关元	小肠	小肠俞

（3）五输配穴　又称子母补泻法，它是根据五行生克原理，本着"实则泻其子，虚则补其母"的原则，在相关经脉上选取相应五输穴配伍。五输配穴法多用于脏腑疾患，但经络病症亦可采用。首先发病脏腑或发病部位之所属经络，辨别疾病性质之虚实，按"实则泻其子，虚则补其母"的原则，采用本经或异经的五输穴，并施以相应的补泻手法。

运用本法，首先须了解脏腑经络与五行的关系，五行的子母关系以及五输穴的属性，并熟记四肢肘膝以下的六十六穴。

脏腑经络与五行的关系：肺与大肠相表里属金；肾与膀胱相表里属水；肝与胆相表里属木；心与小肠相表里属火；心包与三焦相表里属火；脾与胃相表里属土。

五行相生关系：火生土，土生金，金生水，水生木，木生火。

五行相克关系：火克金，金克木，木克土，土克水，水克火。

五行的母子关系：生我者为母，我生者为子。例如：火之母是木，火之子是土；水之母是金，水之子是木。

五输穴即"井荥输经合"穴。是经气上下出入之所，是十二经分布于肘膝以下的五个特定穴，简称五输穴。各脏腑经络有病，都可取用五输穴。

六阴经五输穴

六阴经	井穴（木）	荥穴（火）	输穴（土）	经穴（金）	合穴（水）	合水
肺经	少商	鱼际	太渊	经渠	尺泽	尺泽
肾经	涌泉	然谷	太溪	复溜	阴谷	曲泽
肝经	大敦	行间	太冲	中封	曲泉	少海
心经	少冲	少府	神门	灵道	少海	阴陵泉
脾经	隐白	大都	太白	商丘	阴陵泉	曲泉
心包	中冲	劳宫	大陵	间使	曲泽	阴谷

六阳经五输穴

六阳经	井穴（金）	荥穴（水）	输穴（木）	经穴（火）	合穴（土）	合水
大肠经	商阳	二间	三间	阳溪	曲池	尺泽
膀胱经	至阴	足通谷	束骨	昆仑	委中	曲泽
胆经	足窍阴	侠溪	足临泣	阳辅	阳陵泉	少海
小肠经	少泽	前谷	后溪	阳谷	小海	阴陵泉
胃经	厉兑	内庭	陷谷	解溪	足三里	曲泉
三焦	关冲	液门	中渚	支沟	天井	阴谷

如大肠经虚证，因大肠属金，金之母是土（土生金），所以取大肠经的土（合穴）曲池穴，这是本经取穴。如果用胃经的土（合穴）足三里穴也可，这是异经取穴。如肺经虚证，取本经土穴太渊，配胃

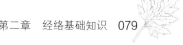

经土穴足三里。

（4）郄穴配穴　郄穴指经脉气血曲折汇聚的孔隙。大多分布在四肢肘、膝关节以下。郄穴是该经气血凝聚最多之处，善于治疗所属脏腑的急性病症，故临床急症常以郄穴为主组方。阴经郄穴长于治疗血证，如咳血取孔最；足厥阴肝经的郄穴中都治崩漏；肺经实热配尺泽、二间；肺气虚配太渊、足三里等。阳经郄穴长于治疗急性疼痛，如颈项痛取足少阳胆经郄穴外丘，胃脘疼痛取足阳明胃经郄穴梁丘等。此外，郄穴亦有诊断作用，当某脏腑有病变时，可按压郄穴进行检查。

十六郄穴

经脉	郄穴	经脉	郄穴
手太阴肺经	孔最	手阳明大肠经	温溜
手厥阴心包经	郄门	手少阳三焦经	会宗
手少阴心经	阴郄	手太阳小肠经	养老
足太阴脾经	地机	足阳明胃经	梁丘
足厥阴肝经	中都	足少阳胆经	外丘
足少阴肾经	水泉	足太阳膀胱经	金门
阴维脉	筑宾（足少阴）	阳维脉	阳交（足少阳）
阴跷脉	交信（足少阴）	阳跷脉	跗阳（足太阳）

（5）八脉交会穴配穴　这是根据奇经八脉与十二经脉相互会通的部位而配穴。阴经与阴经相配用，阳经与阳经相配用。

八脉交会穴在临床所用主要是二穴对用，一般是公孙配内关、列缺配照海、外关配足临泣、后溪配申脉这4对组穴运用。

公孙属足太阴脾经，内关属手厥阴心包经，二经均为阴经；列缺属手太阴肺经，照海属足少阴肾经，二经也均为阴经。相配用的二经是相生之关系，足太阴脾为土，手厥阴为火，乃是相生关系；手太阴肺为金，足少阴肾为水，也是相生之关系。这种相生配穴法，具有相互促进的功效，可以避免伤及五脏的精气。

还有两对为阳经配用，即外关与足临泣、后溪与申脉的配用，外关为手少阳之穴，足临泣为足少阳胆经之穴，二者均为少阳之经脉，这是同名经配穴法；后溪是手太阳小肠经之穴，申脉为足太阳经之穴，两穴也为同名经之用。同名经同气相求，其中后溪与足临泣都是阳经之输穴，"输主体重节痛"，所以对经脉循行之痛证有较好的疗效。

（6）八会穴配穴 "会"即聚会之意，八会穴即脏、腑、气、血、筋、脉、骨、髓的精气聚会的八个腧穴，故称八会穴，分布于躯干部和四肢部。是指脏腑、气血、筋脉、骨髓的病变，都可以配以其所聚会的腧穴进行治疗。如腑病除按辨证取穴外，都可配以中脘；而筋脉萎弱之疾，欲强筋壮骨，可以取阳陵泉配悬钟。

八会穴与其所属的八种脏器组织的生理功能有密切关系，各治疗与八者相关的疾病，尤其是八者的慢性虚弱性疾病。

脏会章门，又为脾募。脾、胃合为后天之本，气血生化之源，故章门可治各种脏病，其中以脾、肝病为主。

腑会中脘，又为胃募。胃为水谷之海，后天之本，故中脘为主治胃、大肠、小肠病症之主穴。

气会膻中，又为心包募。主治气机紊乱之症。

血会膈俞。本穴是治疗血病之主穴，具有活血和血、止血理血之功。

筋会阳陵泉，又为合穴。主治下肢痿痹、麻木、屈伸不利、胁痛、口苦等症，有舒筋活络，清肝利胆，利关节止痛之功。

脉会太渊，又为肺经原穴。肺朝百脉，主治节，故太渊可治疗脉管疾患，具有理气、活血通脉之功，多用于治疗心肺疾患。

骨会大杼，具有强健筋骨之功，可治一切骨病。

髓会绝骨（悬钟）。脑为髓海，故悬钟是治疗脑病之要穴。

（7）下合穴配穴　这是根据"合治内腑"的原则，按照疾病所属内腑不同，而配以所属的下合穴进行治疗。如胆囊炎可取丘墟配阳陵泉，肠痈取天枢配上巨虚。

下合穴是指手三阳内腑之气下合于足三阳经的六个腧穴。《灵枢·邪气脏腑病形》说："荥输治外经，合治内腑。"六腑下合穴包括足三阳经的合穴以及手三阳经合于足三阳经的三个腧穴，共计六个。

六腑下合穴

六腑	下合穴	所在经脉	六腑	下合穴	所在经脉
胃	足三里	足阳明胃经	膀胱	委中	足太阳膀胱经
大肠	上巨虚	足阳明胃经	三焦	委阳	足太阳膀胱经
小肠	下巨虚	足阳明胃经	胆	阳陵泉	足少阳胆经

（8）募合配穴　"阳病行阴，故令募在阴"。根据腑病多取募穴，以及合治内腑的原则，治疗六腑病时选取其募穴和其合穴配伍。如咳证取尺泽为主，咳而遗尿配以膀胱募穴中极，咳而呕配以中脘，咳而遗矢配以天枢等。

4. 其他配穴法

（1）前后配穴法　是根据"阳病治阴，阴病治阳"的原理，前后取穴相配治疗胸腹或腰背疾病的方法，其类似俞募配穴，但非只限于俞穴和募穴，也不强调前后腧穴必须准确相对。如吞咽困难取廉泉配崇骨，慢性腰痛取肾俞、膀胱俞配关元，心绞痛取膻中、内关配至阳等等。

（2）上下配穴法　是根据"病在上者，下取之；病在下者，高取之；病在头者，取之足；病在腰者，取之腘"的原理，上下取穴配伍。如肩周炎取肩三针配阳陵泉，足萎取阳陵泉、足三里、绝骨配肩井等。

（3）左右配穴法　是根据经络循行交叉的原理，取左右两侧腧穴配伍的方法，巨刺、缪刺、对应点取穴都属于此范畴。如左侧面瘫取左侧面部腧穴配以右侧合谷，左侧网球肘取左侧手三里配以右侧曲池，以及偏瘫以健、患侧同取施针施灸等等。

（4）远近配穴法　是根据标本同治，局部与整体兼顾的原则，以近部取穴和远部取穴相配合的一种配穴方法。如三叉神经痛取局部穴，配合远端腧穴，一叉神经痛配至阴，二叉配内庭，三叉配合谷；胃痛近取中脘，配以远端之内关、公孙等。

（5）表里配穴法　是以脏腑经脉的阴阳表里关系为配穴依据，阴经病变可同时配以相表里的阳经腧穴，阳经病变可配以相表里的阴经腧穴。如肾虚腰痛取太溪配肾俞、膀胱俞，胃脘胀痛取不容、承满配以公孙等等。

（6）分症配穴法　是根据"经脉所通，主治所及"和腧穴特殊功用而取穴配伍的方法。如腰脊柱痛取水沟配风府，腰两侧痛取腰痛点配手三里，以及化痰配丰隆，风症配风穴，食积配四缝等。

（7）验方配穴法　是根据历代医家医疗经验总结出的配穴方法。这些配穴方法都是经过临床验证确实行之有效而保留至今的。如四总穴、马丹阳十二穴、《百症赋》《标幽赋》等。如腿病,《百症赋》取后溪、环跳；癫痫,《卧岩凌得效应穴针法赋》取鸠尾、后溪；头风,《玉龙歌》取上星、神庭；耳聋,《标幽赋》取听会、阳池等。

附:

四总穴歌（明·杨继洲《针灸大成》）

肚腹三里留，

腰背委中求，

头项寻列缺，

面口合谷收。

马丹阳天星十二穴治杂病歌（明·杨继洲《针灸大成》）

三里内庭穴，曲池合谷接，

委中配承山，太冲昆仑穴，

环跳与阳陵，通里并列缺。

合担用法担，合截用法截，

三百六十穴，不出十二诀。

治病如神灵，浑如汤泼雪，

北斗降真机，金锁教开彻，

至人可传授，匪人莫浪说。

百症赋（明·高武《针灸聚英》）

百症俞穴，再三用心。囟会连于玉枕，头风疗以金针。悬颅、颔厌之中，偏头痛止；强间、丰隆之际，头痛难禁。原夫面肿虚浮，须仗水沟、前顶；耳聋气闭，全凭听会、翳风。面上虫行有验，迎香可取；耳中蝉噪有声，听会堪攻。目眩兮，支正、飞扬；目黄兮，阳纲、胆俞。攀睛攻少泽、肝俞之所，泪出刺临泣、头维之处。目中漠漠，即寻攒竹、三间；目觉䀮䀮，急取养老、天柱。观其雀目肝气，睛明、行间而细推；审他项强伤寒，温溜、期门而主之。廉泉、中冲，舌下肿疼堪取；天府、合谷，鼻中衄血直追。耳门、丝竹空，住牙疼于顷刻；颊车、地仓穴，正口㖞于片时。喉痛兮，液门、鱼际去疗；转筋兮，金门、丘墟来医。阳谷、侠溪、颔肿口噤并治；少商、曲泽、血虚口渴同施。通天去鼻内无闻之苦，复溜祛舌干口燥之悲。哑门、关冲，舌缓不语而要紧；天鼎、间使，失音嗫嚅而休迟。太冲泻唇㖞以速愈，承浆泻牙疼而即移。项强多恶风，束骨相连于天柱；热病汗不出，大都更接于经渠。

　　且如两臂顽麻，少海就傍于三里；半身不遂，阳陵远达于曲池。建里、内关，扫尽胸中之苦闷；听宫、脾俞，祛残心下之悲凄。久知胁肋疼痛，气户、华盖有灵；腹内肠鸣，下脘、陷谷能平。胸胁支满何疗，章门、不容细寻；膈疼饮蓄难禁，膻中、巨阙便针。胸满更加噎塞，中府、意舍所行；胸膈停留瘀血，肾俞、巨髎宜征。胸满项强，神藏、璇玑已试；背连腰痛，白环、委中曾经。脊强兮水道、筋缩；目眩兮颧髎、大迎。痓病非颅息而不愈；脐风须然谷而易醒。委阳、天池，腋肿针而速散；后溪、环跳，腿疼刺而即轻。梦魇不宁，厉兑相谐于隐白；发狂奔走，上脘同起于神门。惊悸怔忡，取阳交、解溪勿误；反张悲哭，仗天冲、大横须精。癫疾必身柱、本神之令；发热仗少冲、曲池之津。岁热时行，陶道复求肺俞理；风痫常发，神道须还心俞宁。湿寒湿热下髎定，厥寒厥热涌泉清。寒栗恶寒，二间疏通阴郄暗；烦心呕吐，幽门闭彻玉堂明。行间、涌泉，主消渴之肾竭；阴陵、水分，去水肿之脐盈。痨瘵传尸，趋魄户、膏肓之路；中邪霍乱，寻阴谷、三里之程。治疸消黄，谐后溪、劳宫而看，倦言嗜卧，往通里、大钟而明。咳嗽连声，肺俞须迎天突穴；小便赤涩，兑端独泻太阳经。刺长强于承山，善主肠风新下血；针三阴于气海，专司白浊久遗精。且如肓俞、横骨，泻五淋之久积；阴郄、后溪，治盗汗之多出。脾虚谷以不消，脾俞、膀胱俞觅；胃冷食而难化，魂门、胃俞堪责。鼻痔必取龈交，瘿气须求浮白。大敦、照海，患寒疝而善蠲；五里、臂臑，生疬疮而能治。至阴、屏翳，疗痒疾之疼多；肩髃、阳溪，消隐风之热极。抑又论妇人经事改常，自有地机、血海；女子少气漏血，不无交信、合阳。带下产崩，冲门、气冲宜审；月潮违限，天枢、水泉细详。肩井乳痈而极效，商丘痔瘤而最良。脱肛趋百会、尾骶之所；无子搜阴交、石关之乡。中脘主乎积痢，外丘搜乎大肠。寒疟分商阳、太溪验；痃癖分冲门、血海强。

夫医乃人之司命，非志士而莫为；针乃理之渊微，须至人之指教。先究其病源，后攻其穴道，随手见功，应针取效。方知玄里之玄，始达妙中之妙。此篇不尽，略举其要。

标幽赋（金·窦汉卿《针经指南》）

拯救之法，妙用者针。察岁时于天道，定形气于予心。春夏瘦而刺浅，秋冬肥而刺深。不穷经络阴阳，多逢刺禁；既论脏腑虚实，须向经寻。原夫起自中焦，水初下漏。太阴为始，至厥阴而方终；穴出云门，抵期门而最后。正经十二，别络走三百余支；正侧偃伏，气血有六百余候。手足三阳，手走头而头走足；手足三阴，足走腹而胸走手。要识迎随，须明逆顺；况乎阴阳，气血多少为最，厥阴太阳，少气多血；太阴少阴，少血多气；而又气多血少者，少阳之分；气盛血多者，阳明之位。先详多少之宜，次察应至之气。轻滑慢而未来，沉涩紧而已至。既至也，量寒热而留疾；未至也，据虚实而候气。气之至也，若鱼吞钩饵之浮沉；气未至也，似闲处幽堂之深邃。气速至而效速，气迟至而不治。观夫九针之法，毫针最微，七星上应，众穴主持。本形金也，有蠲邪扶正之道；短长水也，有决凝开滞之机；定刺象木，或斜或正；口藏比火，进阳补羸。循机扪而可塞以象土，实应五行而可知。然是三寸六分，包含妙理；虽细桢于毫发，同贯多歧。可平五脏之寒热，能调六腑之虚实。拘挛闭塞，遣八邪而去矣；寒热痛痹，开四关而已之。凡刺者，使本神朝而后入；既刺也，使本神定而气随。神不朝而勿刺，神已定而可施。

定脚处，取气血为主意，下手处，认水木是根基。天地人，三才也，涌泉同璇玑、百会；上中下，三部也，大包与天枢、地机。阳跷阳维并督脉，主肩背腰腿在表之病；阴跷阴维任带冲，去心腹胁肋在里之疑。二陵二跷二交，似续而交五大；两间两商两井，相依而别两支。大抵取穴之法，必有分寸，先审自意，次观肉分。或伸屈而得之，或平直而安定。在阳部筋骨之侧，陷下为真；在阴分郄腘之间，动脉相应。取五穴用一穴而必端，取三经用一经而可正。头部与肩部详分，督脉与任脉易定。明标与本，论刺深刺浅之经；住痛移疼，取相交相贯之径。岂不闻脏腑病，而求门海俞募之微；经络滞，而求原别交会之道。更穷四根三结，依标本而刺无不痊；但用八法五门，分主客而针无不效。八脉始终连八会，本是纪纲；十二经络十二原，是为枢要。一日刺六十六穴之法，方见幽微；一时取十二经之原，始知要妙。原夫补泻之法，非呼吸而在手指；速效之功，要交正而识本经。交经缪刺，左有病而右畔取；泻络远针，头有病而脚上针。巨刺与缪刺各异，微针与妙刺相通。观部分而知经络之虚实，视沉浮而辨脏腑之寒温。且夫先令针耀而虑针损；次藏口内而欲针温。目无外视，手如握虎；心无内慕，如待贵人。左手重而多按，欲令气散；右手轻而徐入，不痛之因。空心恐怯，直立侧而多晕；背目沉掐，坐卧平而没昏。推于十干十变，知孔穴之开阖；论其五行五脏，察日时之旺衰。伏如横弩，应若发机。阴交阳别，而定血晕；阴跷阴维，而下胎衣。痹厥偏枯，迎随俾经络接续；漏崩带下，温补使气血依归，静以久留，停针候之。必准者，取照海治喉中之闭塞；端的处，用大钟治心内之呆痴。大抵疼痛实泻，痒麻虚补。体重节痛而俞居，心下痞满而井主。心胀咽痛，针太冲而必除；脾痛胃疼，泻公孙而立愈。胸满腹痛刺内关，胁疼肋痛针飞虎。筋挛骨痛而补魂门；体热劳嗽而泻魄户。头风头痛，刺申脉与金门；眼痒眼疼，泻光明与地五。泻阴郄止盗汗，治小儿骨蒸；刺偏历利小便，医大人水蛊。中风环跳而宜刺，虚损天枢而可取。由是午前卯后，太阴生而疾温；离左酉南，月死朔而速冷，循扪弹怒，留吸母而坚长；爪下伸提，疾呼子而嘘短。动退空歇，迎夺右而泻凉；推纳进搓，随济左而补暖。慎之大患危疾，色脉不顺而莫针；寒热风阴，饥饱醉劳而切忌。望不补而晦不泻，弦不夺而朔不济。精其心而穷其法，无灸艾而坏其皮；正其理而求其原，免投针而失其位。避灸处而加四肢，四十有九；禁刺处而除六俞，二十有二。抑又闻高皇抱疾未瘥，李氏刺巨阙而得苏；太子暴死为厥，越人针维会而复醒。肩井、曲池，甄权刺臂痛而复射；悬钟、环跳，华佗刺躄足而立行。秋夫针腰俞，而鬼免沉疴；王纂针交俞，而妖精立出。取肝俞与命门，使瞽士视秋毫之末；刺少阳与交别，俾聋夫听夏蚋之声。

嗟夫！去圣逾远，此道渐坠。或不得意而散其学，或衍其能而犯禁忌。愚庸志浅，难契于玄言；至道渊深，得之者有几？偶述斯言，不敢示诸明达者焉，庶几乎童蒙之心启。

四、取穴方法

取穴是否准确直接影响到艾灸的效果。现将临床常用的取穴方法介绍如下。

（一）经验取穴法（简易取穴法）

这是人们在长期实践中积累的取穴法，此法简便易行，如直立垂手，在大腿外侧中指指端处即为风市穴；两手虎口自然平直交叉，在食指指端即为列缺穴；半握拳，以中指的指尖切压在掌心的第 1 横纹上为劳宫穴等。

（二）体表标志法

将人体的一些自然特征作为定穴的参考标志，其可分为固定标志和活动标志两类。固定标志，即不受人体活动影响而固定不移的标志。如以脐为标志，其上 1 寸是水分穴，左右旁开 2 寸是天枢穴，向下 1.5 寸是气海穴等。活动标志，即利用关节、肌肉、皮肤等随意活动而出现的孔隙、凹陷、皱纹等作为取穴的标志。如拇指向上翘起时，拇指根部两个肌腱间的凹陷就是阳溪穴。

（三）骨度分寸法

骨度分寸法，又称骨度法，即以骨节为主要标志测量周身各部的大小、长短，并依其尺寸按比例折算作为定穴的标准。但分部折寸的尺度应以患者本人的身材为依据。如把腕横纹至肘横纹之间作 12 寸，腋横纹至肘横纹作 9 寸，前发际至后发际作 12 寸等。

常用骨度分寸表

部位	起止点	分寸
头部	前头发际至后头发际	12 寸
	两前发角之间	9 寸
	前发际至眉心	3 寸
胸腹部	锁骨下窝连线	12 寸
	胸骨上窝至胸剑突联合中点	9 寸
	两乳头连线	8 寸
	胸骨体下缘至脐中	8 寸
	脐中至耻骨联合处	5 寸
背部	肩胛骨内侧缘连线	6 寸
上肢	腋前横纹至肘横纹	9 寸
	肘横纹至腕横纹	12 寸
下肢	耻骨联合上缘至股骨内髁上缘	18 寸
	股骨大转子至腘横纹	19 寸
	胫骨内侧髁上缘至内踝尖	13 寸
	腘横纹到外踝尖	16 寸
	臀横纹至腘横纹	14 寸
	外踝尖至脚底	3 寸

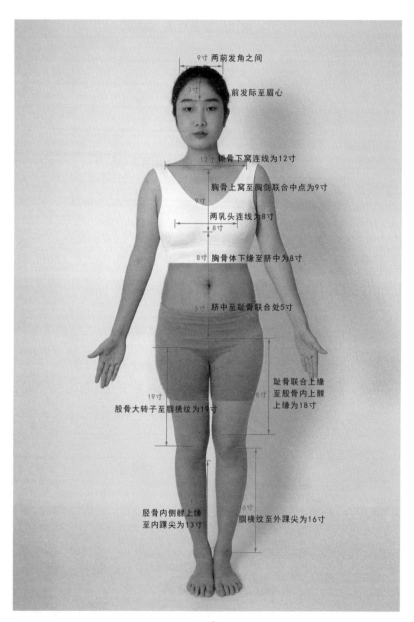

正面

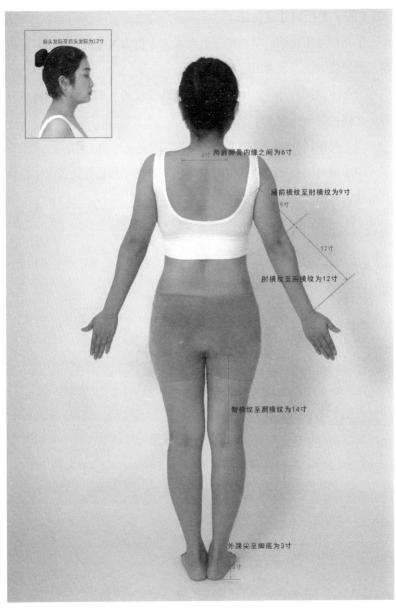

前头发际至后头发际为12寸

两肩胛骨内缘之间为6寸

腋前横纹至肘横纹为9寸

肘横纹至腕横纹为12寸

臀横纹至腘横纹为14寸

外踝尖至脚底为3寸

背部及头部

（四）手指同寸定位法

手指同寸定位法，是指依据患者本人手指为尺寸折量标准来量取腧穴的定位方法。最常用的有 3 种。

（1）中指同身寸　以中指中节桡侧两端纹头（拇、中指屈曲成环形）之间的距离作为 1 寸。

（2）拇指同身寸　以拇指的指间关节的宽度作为 1 寸。

（3）横指同身寸　将食指、中指、无名指和小指并拢，以中指中节横纹为标准，其四指的宽度作为 3 寸。

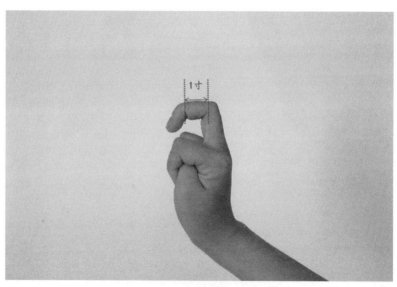

中指同身寸

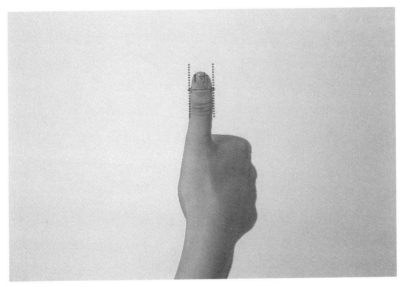

拇指同身寸

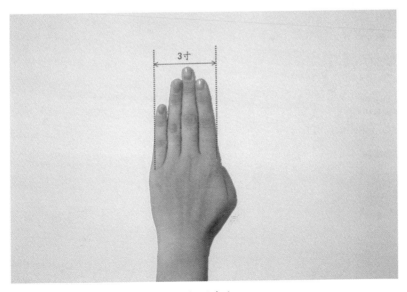

三指同身寸

第三章 艾灸基础知识

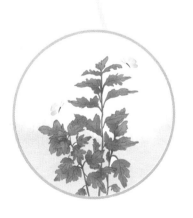

第一节 艾灸的起源与发展

一、艾灸的起源

火是人类文明的源泉，在人类数百万年的进化中，人类敬畏火、崇拜火、利用火、热爱火。从火的使用开始，远古的人们就认识到，用火适当熏烤或烧灼身体的某些部位，可以减轻或治愈身体某些病痛。于是，远古的先民就采用火烧灼身体固定部位的方法治疗疾病，在不断摸索和体验中，最原始的艾灸产生了。

关于艾灸的记载可以追溯到殷商时代。在出土的殷商时期的甲骨文中，就有了关于艾灸的记载；长沙马王堆出土的《五十二病方》也记载了很多艾灸方面的资料；著名的《黄帝内经》《伤寒论》等著作都有关于艾灸的记载。

数千年来，劳动人民和历代医家在与疾病斗争的过程中，积累和总结了艾灸的临床经验，并在此基础上逐步形成了艾灸系统理论，艾灸作为一种有效的医疗保健方法，也被越来越多的人所接受和应用。在公元514年，艾灸传到朝鲜；公元550年，艾灸由朝鲜传到日本。在今天，不仅韩国和日本的人们非常重视艾灸，还有很多欧洲国家也对艾灸重视起来，投入大量人力、物力、财力对其进行探索研究。

二、艾灸在中国的发展

艾灸疗法历史悠久，在中国的许多古籍中均可见到关于人们应用灸法治病保健的记载。《庄子》："丘所谓无病而自灸也。"《黄帝内经》："针所不为，灸之所宜。"《医学入门》："药之不及，针之不到，必须灸之。"宋《备急灸法》："仓促救人者，唯灼艾为第一。"《宋史·太祖本纪》："太宗病，帝往视之，亲为灼艾。"……

艾灸的起源，可追溯到先辈们用火时代，但其真正发展，是在先秦两汉时期。以《黄帝内经》为代表的中医学著作，以及以张仲景为代表的著名医家，就出现在这个时期。产生于秦汉之际的医学巨著《黄帝内经》，把灸疗作为一项重要内容进行了系统的介绍，强调"针所不为，灸之所宜"；《灵枢·官能》介绍了灸疗的适应证，包括外感、内伤、脏病、寒热病、痈疽、癫狂等；灸疗的作用具有起陷下、补阴阳、逐寒邪、通经脉、舒气血等多个方面。《黄帝内经》还提到"以火补者，毋吹其火，须自灭也；以火泻者，疾吹其火，传其艾，须其火灭也"的补泻之法。《灵枢·背腧》中还指出了艾灸的禁忌证：阴阳俱不足或阴阳俱盛者、阳盛亢热等不宜艾灸。《黄帝内经》在一定程度上奠定了灸法的基础。

东汉时期，医圣张仲景在强调药治的同时，也十分重视灸法。《伤寒论》中涉及灸法的有十二条之多，许多条文有"可火""不可火"的记载，重点论述了灸法的禁忌和某些疾病的灸治方法。灸疗宜于三阴经病，或于少阴病初起，禁忌太阳表证、阳实热盛、阴虚发热等症。书中还提出了"阳证宜针，阴证宜灸"的见解。这些，均对后世医家产生了重要的影响。

三国时期，出现了我国最早的灸疗专著《曹氏灸经》，它总结了秦汉以来艾灸的经验。到两晋南北朝时期，艾灸已被运用到预防疾病、健身强体等方面。而此时瓦甑灸的发明，为日后的器械灸打下了基础。

继秦汉后，艾灸不断发展。唐代，灸疗专著开始大量出现，灸法

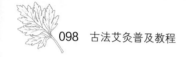

被作为重要的内容被载入医学专著，艾灸在医疗实践中的地位也得到提高。

唐代著名医学家孙思邈在《备急千金要方》和《千金翼方》中，讲述了大量灸疗内容，提出"非灸不精，灸足三里"的"长寿灸"，可以防治疾病、强身健体而抗衰老。施灸以壮数，且多至几百壮。其对灸疗的适用范围也进行了较大的扩展，对灸法在预防传染病，特别是热证用灸方面做了有益的探索，如对黄疸、淋证等温热病及消渴、失精失血之阴虚内热病证等，均用灸疗取效。同时还将艾灸和药物结合运用于临床，如隔蒜灸、隔姜灸、隔盐灸、豆豉灸、黄蜡灸、黄土灸等，采用苇管灸治疗耳病等，使灸法更加多姿多彩。这是利用器械灸法的鼻祖。此后，王焘在《外台秘要》中介绍了用灸法治疗心疝、骨疽、偏风、脚气入腹等病症，进一步扩大了艾灸适用范围，并提出灸为"医之大术，宜深体之，要中之要，无过此术"，弃针重灸，针灸治疗部分，几乎都用灸方，足见当时对灸法的重视。崔知悌的《骨蒸病灸方》专门介绍了灸疗痨病的方法，其所创的四花穴灸法对后世影响深远。由此可见，唐代灸法已发展成为一门独立科学，并出现了施行灸法为业的专业灸师。

宋朝，针灸疗法有了较大发展，而灸法也备受重视。宋太祖亲自为其弟施灸，并取艾自灸，被后人传为佳话。宋代著名针灸家王执中撰《针灸资生经》一书，也以灸法为主，记载了灸痨法、灸痔法、灸肠法、灸发背、小儿胎疝灸、膏肓俞灸疗等灸治之法，还收录了不少本人或其亲属的灸疗治验。《太平圣惠方》《圣济总录》《普济本事方》等医籍中都收集了大量的灸疗内容，使灸法成为当时主要的急救措施之一。北宋王唯一的《铜人腧穴针灸图经》对经穴的统一，针灸学的发展起到了很大的促进作用。南宋的窦材在其所撰的《扁鹊心书》中记载用"睡圣散"进行麻醉施灸，以减轻火灼给病人带来的痛苦，并指出常灸关元、气海、中脘等穴，可以延年益寿。他还利用毛茛叶、墨旱莲、芥子泥、斑蝥等刺激性药物贴敷穴位，使之发疱，然后进行天灸、自灸等，为后世药灸的发展奠定了基础。

到了金元时期，由于针法研究的崛起和针法应用的日益推广，灸法的发展受到了一定的影响。然而以金元四大家为首的不少医家，在灸法的巩固和完善方面，仍做出了不小的贡献。

刘河间不囿于仲景热证忌灸之说，明确指出"骨热……灸百会、大椎"，并总结了引热外出、引热下行及泻督脉等诸种灸疗；罗天益则主张用灸疗温补中焦，多取气海、中脘、足三里施灸，认为可以"生发元气""滋荣百脉"等；朱丹溪也有不少灸治验案的记载，并创立了热病可灸理论，阐明了热证包括实热和虚热两个方面，灸法有可攻（泻）、可补之效用。另如元代名医危亦林，在其所著《世医得效方》中载述了许多灸疗病证的方法，并且多涉及各科急性热病、时令病以及惊厥、损伤等症。在施灸方面，则不采用晋唐时期动辄百壮的做法，常因病证、因部位而用竹筋大、麦粒大、绿豆大、雀粪大，"大小以意斟量"，灵活施灸，且多数用七壮、二七壮、三五壮等。他还十分重视灸后的护理，"以温汤浸手帕拭之""以柳枝煎汤洗后灸之"，防止感染。

明清时期，是我国灸法发展已趋成熟并逐步走向衰落的时期。从著作的数量、灸法技术的发展、隔物灸的广泛应用等方面，均可看出明清时期灸法的发展进入了鼎盛时期。但清代以后，由于历史原因，灸法逐渐走向了衰落。

明代著名医家张景岳，在其所著的《类经图翼》第十一卷中，专门辑录了明代以前的几百个灸疗验方，涉及内、外、妇、儿各科几十种病证的灸疗方法。在《景岳全书》九至三十六卷 70 余类病证中，有 20 类提到了针灸疗法，涉及灸方的达 15 类，书中详细论述了灸疗的治疗作用。可以说，这是对明以前灸疗临床经验的一次总结。明代另一位伟大的针灸学家杨继洲，非常重视灸疗的研究和实践，强调针灸并重。其在《针灸大成》第九卷，用四十一节来论述灸疗，内容广泛，有灸疗、取膏肓穴法、相天时、发灸疗及艾灸补泻等，以及灸治各种急慢性疾病 20 余种。明代医家在继承前人灸法经验的基础上，又进行了大胆的改革与创新，开发出了艾条灸、雷火神针、太乙神针、桃枝针、桑枝针、药锭灸等新的灸疗方法。值得一提的是艾条灸的创用，此法最早见于明初朱权之《寿域神方·卷三》，其云："用纸实卷艾，以纸隔之点穴，于隔纸上用力实按之，待腹内觉热，汗出即差。"这时的艾条灸还属于实按灸，即艾条隔纸按压于穴位，以后又改为悬灸法，即离开皮肤一定距离灸烤，这种方法既发挥了艾灸之长，又避免了烧灼之苦。同时，凡是艾炷灸的适应证均可以用艾条灸，操作简便，疗效颇佳，备受患者的欢迎，故而一直沿用至今。除此之外，在明代，灸疗器械、隔物灸等也得到了进一步发展，灸法用于局部麻醉也发生在这个时期。

清代初期，艾灸技术继续得到创新发展，产生了如砾缸灸、针柄烧艾灸（温针灸）、隔面碗灸等方法，而《神灸经论》是我国历史上又一部灸疗学专著，它标志着我国灸疗学发展的新高度。但到了清代中后期，由于统治者的偏见，艾灸的发展受到了限制。统治者认为"针刺火灸究非奉君之所宜"，清政府太医院等官方机构废止针灸，导致了整个针灸学的衰落。清末，加之帝国主义的侵略，西方文化的入侵，针灸更是备受摧残，灸法一度濒于灭迹之境。

尽管如此，由于灸法简便易行、安全有效、经济实用，深受百姓欢迎，故在民间仍广泛流行，深深扎根于民众之中，使得灸法不但得以保存下来，还得到了一定的发展。

自20世纪50年代起，灸法再次引起医学界的关注，而且被用于治疗脾肿大、骨结核以及药物毒性反应等多种病证。20世纪60~70年代，有关灸疗的临床报道数急剧增加，据统计，这一时期，单纯用灸或以灸为主治疗的病种就达百余种。

在近20余年，灸法备受医家重视，研究成果层出不穷，《中国针灸学》《新针灸学》等针灸专著相继问世。书中用较大篇幅介绍了灸法的有关内容，丰富了灸法的内涵。

在科研方面，诸多学者利用现代科学实验手段对艾灸的机制进行了研究，取得了长足发展，并获得了比较系统的结果。比如在血液系统方面，通过动物实验和临床观察发现，艾灸可使白细胞和红细胞的数量增加，对微循环功能、血液流变学和血流动力学均有明显的影响；在对代谢作用的影响方面，艾灸可抑制脂肪变性的进程及调节微量元素的代谢等。

另外，在传统灸疗的基础上，还出现了一批新型灸法，如燎灸、火柴灸、硫黄灸等，还有一些利用现代科技创制出的灸疗方法，如光灸、冷冻灸、电热灸、铝灸等等。电热仪、电灸仪等多种现代灸疗仪器，已广泛应用于临床，使灸法可定时、定量、定性、无烟，温度可调节，操作更方便。

如今，随着灸疗技术的不断发展，其适用范围不断扩大，疗效不断提高。灸疗在休克、心绞痛、慢性支气管炎、支气管哮喘、骨髓炎、硬皮病、白癜风等危重及疑难病症的防治中，都取得了较好的效果。

三、艾灸在国外的发展

艾灸是中华民族的瑰宝。通过几千年的发展，艾灸作为祖国医学的重要组成部分，在世界医学界有着深远的影响。其不仅在国内流传了几千年之久，在国外的受重视度也非常之高。

公元514年，艾灸传到朝鲜。如今，在韩国，许多人都常做艾灸保健，在大多数医院、洗浴和养生场所，艾灸都是必设项目。艾灸在韩国人的生活中有着不可替代的作用。

公元550年，艾灸由朝鲜传到日本。灸法传到日本以后，受到朝野普遍重视，代代相传不绝。古代的日本，普遍施行养生灸，流行有"勿与不灸足三里之人行旅""风门之穴人人灸"等谚语。约1100年前，日本天皇发表全日本国民艾灸布告，主要内容是"春秋施灸，以防疾患，人因应勤于所业，然有所患则业废身蔽，不可不知，妇孺皆然"。

现代的日本，无论男女，一生中都要灸至4次：十七八岁时，灸风门，据说是预防感冒，古代日本人认为感冒是万病之首；二十四五岁，灸三阴交，益在增强生殖能力；三四十岁，则灸足三里，认为可以促进脾胃功能、防止疾病、增加寿命；到了老年，为了防止视力衰退，多灸足三里兼灸曲池。灸曲池目的在于使眼睛明亮、牙齿坚固。

在日本，也有许多关于灸法的专门著作。如冈本一抱子的《灸法口诀指南》（1685）、曲直濑道三的《秘灸》一卷、香川修庵的《灸

点图解》（1756）、后藤省的《艾灸通说》（1762）以及和气惟亨著的
《名家灸选》（1805）等。

日本的江户时代（1603—1867），跨越中国的明清两朝，是日本
针灸医学历史上发展最快、成就最为突出的时期。江户针灸医学的
兴盛是有其历史根源的，随着战乱平息，国家统一，文治政治促进了
学术的繁荣。德川纲吉将军诏令振兴针灸，针灸医学得到了国家最高
统治阶层的扶植。部分著名针家升任高级医官，获法印、法眼、检校
等荣誉，这就给针灸医学的发展带来了极好的机遇。因此，在这个阶
段，针灸名家辈出，他们充分施展才能，创造出了非凡的业绩，使江
户时代成为针灸医家的"黄金时代"。

明治维新后期，20 世纪以来，针灸的运用日益推广，灸法专著陆
续出版问世，如原志免太郎著的《灸法医学研究》（1930）、《万病奏
效灸法》，代田文志著的《简易灸法》《灸法杂话》《肺结核灸疗法》，
间中喜雄著的《灸与针的效用》《灸穴治疗法》，此外还有《灸法经验
漫谈》《斗病和灸法》《灸点新疗法》等，研究论文更如雨后春笋。灸
法在日本应用广泛，而且发展很快。

日本明治四十五年（1912 年），日本医家开始对灸法运用西方科
学的方法进行研究，并取得了一系列的成果，例如：艾燃烧产生的物
质可通过灸热损伤皮肤处渗透进去，从而起到药疗作用；灸刺激可诱
导局部皮肤产生某种物质，该物质可作为免疫原而激活免疫系统，从
而起到防治疾病的作用。

17 世纪左右，艾灸疗法传到了欧洲，德国人甘弗在其著作《海
外珍闻录》中，记录了用艾绒施灸的方法，且附注了一幅图，标明了
施灸的穴位和适应证等。将艾灸运用较为出色的是拿破仑军中的外科

医生拉兰。如今在法国，接受针灸治疗的人数不断增加，针灸培训学校也逐渐增多，在针灸科研方面也有了很大突破。此外，目前美国、德国、英国、意大利、俄罗斯等国家都在积极开展针灸领域的科学研究。

第二节　艾灸的作用

艾灸作为一种中医特色疗法，是在我国传统中医理论指导下形成并发展起来的，其主要作用可概括如下。

第一，温经通脉，散寒驱邪。中医认为，人体正常生命活动，有赖于气血的作用，气血不足、运行不畅就容易生病。气血有遇温则行，遇寒则凝的特点。使用艾灸，可以对人体的穴位产生温热刺激，促进气血运行，温通经脉，驱散寒邪。灸法以艾草为主要材料，其点燃后火柔而温，渗透力强，有助于温通经络，驱除体内寒邪。

第二，温补阳气，扶阳固脱。中医认为，人赖以生存的根本是阳气。明代著名医学家张介宾在《类经附翼·大宝论》中说："人是小乾坤，得阳则生，失阳则死。"艾具有特殊的纯阳之性，艾灸能提升人体阳气，起到扶阳固脱的作用。宋代《针灸资生针》提到："凡溺死，一宿尚可救，解死人衣，灸脐中即活。"

第三，行气活血，消淤散结。《黄帝内经·灵枢》中提到：脉中之血，凝而留止，弗之火调，弗能取之。艾草具有芳香走窜的特性，燃烧时所散发出的温热与特殊气味，能够疏通人体经络，加速气血循环，消散淤滞。在现实中，有些妇女通过艾灸治疗乳腺增生、子宫肌

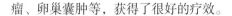

瘤、卵巢囊肿等，获得了很好的疗效。

第四，泄热散毒，畅通腠理。人体有很多穴位具有驱散邪毒之功效。艾火灸烤能使人毛窍舒张，为热毒的疏泄开通一条通道。《医学入门》中说："热者灸之，引郁热之气外发。"因此，艾灸可以用于防治某些热证，无汗或汗出不止或红肿、疖子的脓肿。《医宗金鉴》中说："痈疽初起七日内，开结拔毒灸最宜，不痛灸至痛方止，疮痛灸至不痛时。"

第三节　艾灸材料的选择

中国古代已对艾草有了较深入的认识。艾是具有纯阳之性的植物，火为阳，燃烧艾叶，能使温热之气经由皮肤的孔穴传送至经络。明代李时珍《本草纲目》记载："艾叶二月宿根生苗成丛，其茎直生，白色，高四五尺。收以灸病，甚验。艾以叶入药，性温，纯阳之性，通十二经，具回阳、理气血、逐湿寒、止血安胎等功效，故又被称为草医。"汉末陶弘景《名医别录》："艾叶味苦，微温，无毒。主灸百病，可作煎，止下痢、吐血、下部䘌疮、妇人漏血，利阴气，生肌肉，辟风寒，使人有子。"又："艾，生寒熟热。"艾叶在经过炮制后能显著增强功效。《景岳全书》中对艾叶的功效有详细的记载：能通十二经，而尤为肝脾肾之药。善于温中逐冷除湿，行血中之气、气中之滞。凡妇人血气寒滞者，最宜用之。生用捣汁，或熟用煎汤；或用灸百病，或炒热敷熨，可通经络；或袋盛包裹，可温脐膝，表里生熟，俱有所宜。

一、艾灸材料的选择

目前常用的艾灸材料，有艾绒、艾炷、艾条，其主要原料都是陈年艾草。艾草分为新艾与陈艾，新艾即采收一年之内的艾，因为它性燥，含挥发油多，燃烧速度快，烟大，火力暴猛，熄灭快，艾灰易落，艾灸时易灼伤皮肤，耗损元气，所以不宜作为灸材。陈艾是将新鲜艾草晒干保存，经过一定时间的挥发和降解作用，降低其燥性。陈艾又有三年、五年、七年、十年之分。其实陈艾不是存放时间越久越好，存放三年的陈艾效力已经足够，无须追求存放年数多。古有"七年之病，求三年之艾"的说法。目前在临床上一般用三年陈艾，其火力温和，温度平缓，烟少，渗透性强，热能堆积效果明显。

各种艾制品根据需要不同，又有粗细、长短、大小之分。艾绒有粗艾绒、细艾绒之分，艾炷有大、中、小之分，艾条一般国标规格为长 20 厘米，直径有 1.8 厘米、2.0 厘米、3.0 厘米、4.0 厘米、5.0 厘米、6.0 厘米、7.0 厘米等等。艾条里面的绒又分为粗绒和细绒，市场上有 5：1、10：1、15：1、20：1、30：1、50：1，甚至 100：1 之说，比例越高，艾的纯度越高。其实关于艾的比例，只是商家的一种说法而已，无论是哪种比例、哪种型号的艾条，整体结实是最重要的，如果艾条松软，可能是工艺不过关，或者艾叶质量不好。其次，好的艾条是一般采用桑皮纸或纯棉纸包裹，并用米糊等天然物质黏合接口，这样艾条燃烧时产生的有害烟雾最少，而劣质艾条则会使用化学黏合剂。

二、艾条质量的评判

评判艾的质量，可通过看颜色、闻气味等方法。如将艾条点燃，优质艾条燃烧后的烟轻盈飘逸，气味芳香，沁人心脾，劣质艾条产生的烟则十分浓烈且刺鼻。此外，燃烧时，优质艾条的火星不易掉落，艾灰细腻，而劣质艾条中因为掺有杂质，火星容易掉落。

要判断陈艾是否霉变，仅仅观其色泽、闻其气味，并不能完全判定，必须经过口嚼，尝其是否有霉烂味才能确定，如艾叶口嚼气味俱脱者，慎勿用之。

随着人们对艾灸的了解，艾灸养生已经家喻户晓，艾的需求量越来越大，如果还是用手工来制作，根本满足不了市场需求，现代机器制作的艾则满足了越来越高的市场需求。有些人认为手工制作的艾条比机器制作的艾条更好。从制作原理和流程上来讲，手工制艾与机器制艾都是一样的，都是将艾叶打成绒，再将绒卷成条，对其质量的影响差别不大。而现代机器制作比传统制作更加精致、更科学、生产量更大。

第四节　艾灸的体位

舒服的体位，能坚持更久一些。为了使患者舒适而又便于取穴，施灸时要采取适宜的体位，适宜的体位还有利于艾炷或艾灸器具的安放。艾灸过程中，首选仰卧位或俯卧位，然后是坐位。艾灸过程一般时间都比较长，多则 3~4 小时，短则 10 分钟，舒适的体位是提高艾灸疗效的重要环节。

一、坐位

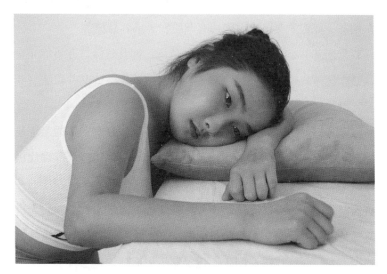

侧伏位：适宜灸一侧的面部和肩部

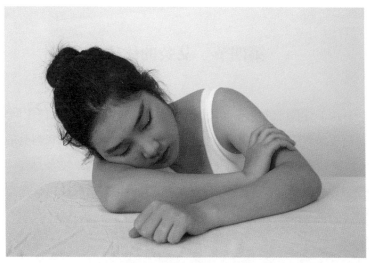

侧倚坐：适宜灸一侧的面部和肩部

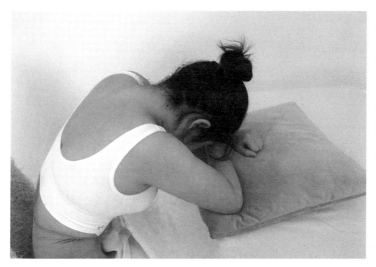

伏案坐：适宜灸后颈、肩胛、腰背部

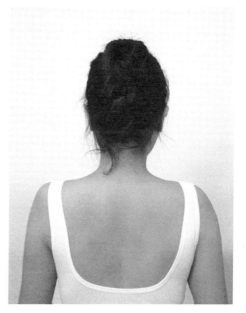

俯伏位：适宜灸头顶部、后颈部、上臂部

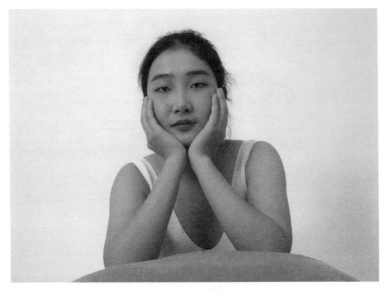

托颐坐：适宜灸头顶部

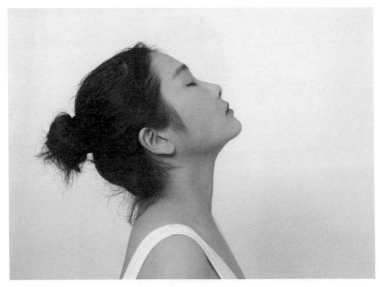

仰靠坐：适宜灸面部及前颈部

二、卧位

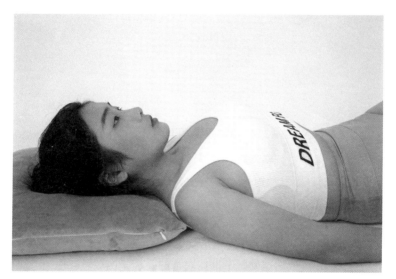

仰卧位：适宜灸头、面、颈、胸、腹以及上下肢前面

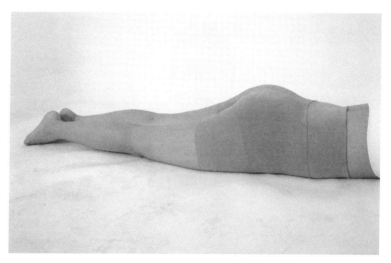

俯卧位：适宜灸腰、背、臀部以及下肢后面

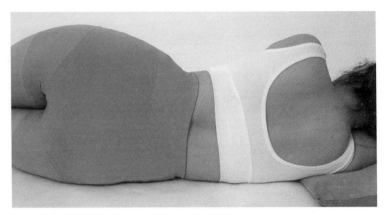

侧卧位：适宜灸面、颈、背、臀部和下肢后面、外侧面

三、四肢屈伸姿势

在坐位和卧位的基础上，根据取穴的要求，四肢可取适当的屈伸姿势。

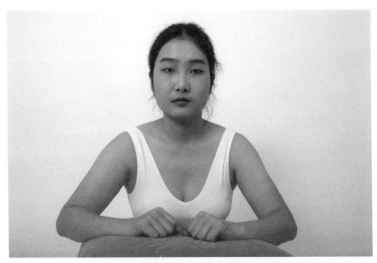

屈肘式：适宜灸肘部、上肢及手部

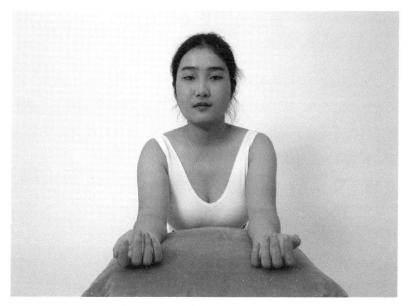

仰掌式：适宜灸掌面、腕部、上肢内侧

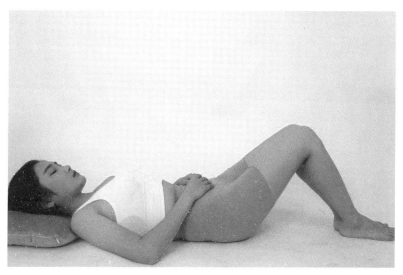

屈膝式：适宜灸膝部、下肢外侧

第五节 艾灸的方法

艾灸在我国有几千年的历史，种类繁多，有很多不同的灸法，有艾炷灸、艾条灸、温针灸、温和器灸等，其中艾炷灸以直接灸效果最好，其次是间接灸。艾条灸又分为悬起灸和实按灸。针对不同的病症，根据具体的身体状况和对不同灸法的掌握程度施灸，艾灸效果才会事半功倍。临床较常见的艾灸方法如图所示。

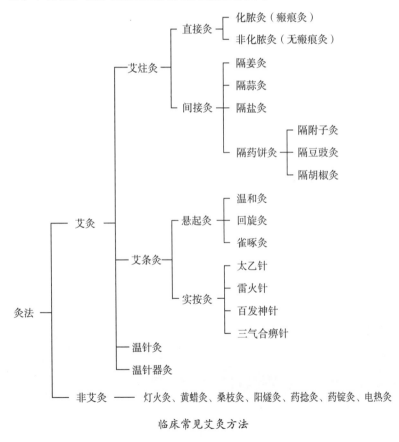

临床常见艾灸方法

一、艾炷灸

直接灸是艾炷灸的一种，又称明灸、着肤灸。是将艾炷直接放在穴位皮肤上施灸的一种方法。根据灸后对皮肤刺激程度的不同，分有瘢痕灸和无瘢痕灸。施灸时将皮肤烧伤化脓，愈后留有瘢痕者，称为瘢痕灸。若不使皮肤烧伤化脓，不留瘢痕者，称为无瘢痕灸。

（一）直接灸

直接灸法直达病灶，对穴位刺激较强，作用比其他灸法更强。

1.瘢痕灸

瘢痕灸又名化脓灸。施灸时先将所灸腧穴部位涂以少量的大蒜汁，以增加黏附和刺激作用，然后将大小适宜的艾炷置于腧穴上，用火点燃艾炷施灸。每壮艾炷必须燃尽，除去灰烬后，方可继续易炷再灸，待规定壮数灸完为止。施灸时由于火烧灼皮肤，会产生剧痛，此时可用手在施灸腧穴周围轻轻拍打，以缓解疼痛。在正常情况下，灸后1周左右，施灸部位化脓形成灸疮，5~6周灸疮自行痊愈，结痂脱落后留下瘢痕。此法临床上常用于治疗哮喘、肺结核、瘰疬等慢性疾病。

2.无瘢痕灸

施灸时先在所灸腧穴部位涂少量的凡士林，以使艾炷便于黏附，然后将大小适宜的艾炷，置于腧穴上点燃施灸，当灸炷燃剩五分之二或四分之一而患者感到微有灼痛时，即可易炷再灸。若用麦粒大的艾炷施灸，当患者感到有灼痛时，医者可用镊子柄将艾炷压熄，然后易位再灸，至规定壮数灸完为止。一般应灸至局部皮肤红晕而不起泡为度。因其不灼伤皮肤，灸后不化脓，不留瘢痕。一般慢性虚寒性疾患，均可用此法。

施灸禁忌：由于艾灸以火熏灸直接灸艾火距离皮肤较近，甚至需要灼伤皮肤，易发生危险，因此某些部位或某些特殊情况的患者不宜使用直接灸法。

（1）凡暴露在外的部位，如颜面，不要直接灸，以免形成瘢痕，影响美观。

（2）皮薄、肌少、筋肉结聚处，妊娠期妇女的腰骶部、下腹部，男女的乳头、阴部等不要施灸。另外，关节部位不宜直接灸。此外，大血管处、心脏部位、眼球不宜灸。

（3）极度疲劳、过饥、过饱、酒醉、大汗淋漓、情绪不稳，或妇女经期忌灸。

（4）某些传染病，高热、昏迷、抽风期间，或身体极度衰弱、形瘦骨立等忌灸。

（5）无自制能力的人，如精神病患者等忌灸。

（二）间接灸

间接灸也叫隔物灸、间隔灸，即利用其他药物将艾炷和皮肤隔开施灸的一种方法。这样既可避免灸伤皮肤而致化脓，还可使间隔物之药力和艾的特性发挥协同作用，取得更大的治疗效果。该法种类很多，被广泛应用于内、外、妇、儿、皮肤、五官等科疾病的治疗中，有着很好的疗效。

依其衬隔物品的不同，间接灸又可分为隔姜灸、隔蒜灸、隔盐灸、隔附子灸、隔韭菜灸、隔胡椒灸、隔豆豉灸、隔蟾灸、隔矾灸、隔巴豆灸、隔蛴螬灸、隔甘遂灸、隔皂角灸等40余种灸治方法，而隔姜灸、隔蒜灸、隔盐灸、隔附子灸是最常见的几种间接灸法。

1. 隔姜灸

取新鲜生姜 1 块，切成厚约 0.3 厘米的姜片（大小可视施灸部位及所用艾炷大小而定），用针于中间穿刺数孔，放在施灸的部位，上置艾炷点燃施灸。如病人施灸过程中觉局部有热痛感，可将姜片连同艾炷略向上提起，稍停，放下再灸，至局部皮肤潮红湿润为度。一般每次选 2~3 穴，每穴灸 2~3 壮，可据病情反复灸治。

2. 隔蒜灸

隔蒜灸有隔蒜片灸和隔蒜泥灸两种。

隔蒜片灸：取新鲜独头紫皮大蒜，切成 0.1~0.3 厘米厚的蒜片，用细针于中间穿刺数孔，放于施灸的部位，上置艾炷点燃施灸。每灸 3~4 壮后，可更换蒜片，继续灸治。

隔蒜泥灸：取新鲜大蒜适量，捣如泥状，放于穴位或患处，上置艾炷点燃灸之。还可以将蒜泥平铺于脊柱上（自大椎穴至腰俞穴），宽约 2 厘米，厚约 0.5 厘米，周围用桑皮纸封固，灸大椎、腰俞穴数 10 壮，至患者口鼻内觉有蒜味为度，此法称之为长蛇灸。

3. 隔附子灸

分隔附片灸和隔附子饼灸两种。

隔附片灸：取熟附子用水浸透后，切成 0.3~0.5 厘米厚的附片，中间用针刺数孔，放于施灸部位，上置艾炷点燃灸之。

隔附子饼灸：附子研成细粉，加白及粉或面粉少许（用其黏性），再以水调和，捏成 0.3~0.6 厘米厚的药饼，待稍干，中间用针刺数孔，放于局部灸之。也有用生附子 3 份，肉桂 2 份，丁香 1 份，共为细末，以炼蜜调和，制成约 0.5 厘米厚的药饼，扎数孔，置局部施灸的。

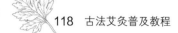

注意事项：

（1）选用艾炷大小要适宜。过大则起初只燃上部，下部不热，后来接近间隔物时则热力剧增，造成起泡。

（2）在灸治过程中，要经常观察间隔物的颜色或移动间隔物，防止施灸过度，发生水泡。

（3）灸的程度，以不知痛者灸到知痛，痛者灸到不痛为度。

（4）灸后宜暂避风吹，或以干毛巾覆盖施灸部位及其周围轻揉，促使汗孔闭合。

（5）对间隔物过敏者禁用。

二、艾条灸

艾条灸包括悬起灸和实按灸。

悬起灸是艾条灸中常用的灸法。将艾条悬放在距离穴位一定高度上进行熏烤，而不使艾条点燃端直接接触皮肤。悬起灸又分为温和灸、回旋灸和雀啄灸。

实按灸是指将点燃的艾条隔布或隔绵纸数层实按在穴位上，使热气透入皮肉深部，火灭热减后重新点火按灸。

（一）悬起灸

1. 温和灸

将艾条燃着的一端与施灸部位的皮肤保持一寸左右距离，使患者有温热感而无灼痛。温和灸作用温和，可用于慢性气管炎、冠心病、疝气、胎位不正等多种慢性病证，还常用于保健灸。

操作方法：

将艾卷一端点燃，对准应灸腧穴部位或患处，距离皮肤 2~3 厘米熏烤，使局部有温热感而无灼痛为宜，一般每穴灸 10~15 分钟，至皮肤红晕为度。

注意事项：

（1）对昏厥或局部知觉减退的患者及小儿，应将食、中两指置于施灸部位两侧以测知局部受热程度，随时调节施灸距离，掌握施灸时间，防止灼伤。

（2）灸治时，应注意艾条与皮肤之间既要保持一定距离，又要达到足够的热力。特别要注意不同病证、不同患者的差异。

（3）不宜用于急重病证或慢性病证的急性发作期。

2. 回旋灸

回旋灸法又称熨热灸法，是指将燃着的艾条在穴区上方做往复回旋的移动的一种悬起灸法。本法能对较大范围形成温热刺激，故适用于病损表浅而面积大者，如神经性皮炎、牛皮癣、股外侧皮神经炎、皮肤浅表溃疡、带状疱疹、褥疮等，对风湿痹症及周围性面神经麻痹也有效果。另可用于近视眼、白内障、慢性鼻炎，以及排卵障碍等。

操作方法：

回旋灸的操作法有两种：一种为平面回旋灸。将艾条点燃端先在选定的穴区或患部熏灸测试，至局部有灼热感时，即在此距离平行往复回旋施灸，每次灸 20~30 分钟，以局部潮红为度。此法适用于面积较大之病灶；另一种为螺旋式回旋灸，即将艾条燃着端反复从离穴区或病灶最近处，由近及远呈螺旋式施灸。本法适用于病灶较小的痛点以及治疗急性病证，其热力较强，以局部出现深色红晕为宜。

注意事项：

灸治时，应注意艾条与皮肤之间既要保持一定距离，又要达到足够的热力。特别要注意不同病证、不同患者之间的差异。

3. 雀啄灸

雀啄灸法也是近代针灸学家总结出来的一种艾条悬灸法，是指将艾条燃着端对准穴区一起一落地进行灸治，因施灸动作似鸟雀啄食，故名。此法热感较其他悬灸法为强，多用于急症和较顽固的病证，如感冒、急性疼痛、高血压病、慢性泄泻、网球肘、灰指甲、疖肿、脱肛、前列腺炎、晕厥急救以及某些小儿急慢性疾病等的治疗。

操作方法：

将艾条燃着端对准所选穴位，采用类似鸟雀啄食般的一起一落忽近忽远的手法施灸，给以较强烈的温热刺激，一般每次灸治5~10分钟。亦有以艾条靠近穴区灸至患者感到灼烫提起为一壮，如此反复操作，每次灸3~7壮。不论何种操作，都以局部出现深红晕湿润或患者恢复知觉为度。对小儿患者及皮肤知觉迟钝者，医者宜以左手食指和中指分置穴区两旁，以感觉灸热程度，以避免烫伤。雀啄灸一般每日1~2次，10次为一疗程，或不计疗程。

注意事项：

不可太接近皮肤，尤其是失去知觉或皮肤感觉迟钝的患者和小儿患者，以防烫伤。如灸后局部出现水泡，可参照前述的有关方法处理。

临床上雀啄灸可配合三棱针点刺或皮肤针叩刺，应注意穴区局部消毒。施灸时，并不是将艾条点燃的一端与施灸部位的皮肤固定在一定距离，而是像鸟雀啄食一样，一上一下活动地施灸，另外也可均匀地向左右方向移动或反复旋转施灸。

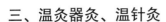

三、温灸器灸、温针灸

（一）温灸器灸

温灸器有木质的，也有金属制成的。施灸时，将艾绒或艾炷装入温灸器内，点燃后，将温灸器之盖扣好，即可置于腧穴或应灸部位，直到所灸部位的皮肤红润为度。有调和气血、温中散寒的作用。

（二）温针灸

这是针刺与艾灸结合应用的一种方法，适用于既需要留针而又适宜用艾灸的病症。操作时，将针刺入腧穴得气后，给予适当补泻手法而留针，继而将纯净细软的艾绒捏在针尾上，或用一段长约2厘米的艾条插在针柄上，点燃施灸。待艾绒或艾条烧完后，除去灰烬，取出针。

第四章 艾灸临床应用

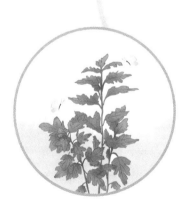

本章介绍艾灸的临床应用，主要从呼吸系统、消化系统、运动系统，以及妇科、儿科方面分别介绍常见疾病症状、艾灸治则，以及艾灸需要选取的穴位；并介绍常见保健用穴。读者可以根据自身情况，参考本章内容对症施灸，简单、方便、实用。

第一节　常见呼吸系统疾病的艾灸治疗

一、感冒

感冒是感受风邪或时行病毒，引起肺卫功能失调，出现鼻塞、流涕、喷嚏、头痛、恶寒、发热甚至全身不适等症状的一种外感疾病。感冒一般可分为风寒感冒和风热感冒。

1. 风寒感冒

【主要症状】鼻塞声重，喷嚏，流清涕，恶寒，无热或微热，无汗，口不渴或喜热饮，咳嗽痰白质稀，舌苔薄白。

【治则】清热解表，宣肺解郁。

【艾灸取穴】大椎、风池、风门。

2. 风热感冒

【主要症状】鼻塞声重，喷嚏，流稠涕，微恶风，发热或高热，周身酸痛，汗出口干，口渴欲饮，咳嗽痰稠，咽喉红肿疼痛，舌苔薄黄。

【治则】清热解表。

【艾灸取穴】大椎、曲池。

二、发热

发热即发烧，是由于外感和内伤杂病导致气机失调，阴阳不平衡，引起体温升高，超过正常范围的一种临床表现。

【治则】发汗解表，祛邪退热。

【艾灸取穴】大椎、肺俞、曲池。

内伤杂病引起的发烧，情况相对复杂，临床需根据具体诊断进行调理或治疗。

三、咳嗽

中医讲，有声无痰为咳，有痰无声是嗽，一般都是痰和声并见，故以咳嗽并称，它是因为邪气犯肺或脏腑功能失调，导致肺失宣降，肺气上逆，引起的一种病证反应。外感咳嗽由六淫之邪侵犯人体肌表皮毛，或经口鼻而入，致肺失宣降而引发。外感咳嗽临床表现：一般为新病，起病急，咳嗽时悴，发于白昼。外感咳嗽主要有风寒犯肺、风热犯肺、风燥伤肺三种类型。

1. 风寒犯肺咳嗽

【主要症状】咳声重浊，气急，喉痒，咳嗽痰稀薄色白，常伴鼻塞，流清涕，头痛，肢体酸楚，恶寒发热，无汗等表证，舌苔薄白。

【治则】解表散寒止咳。

【艾灸取穴】大椎、肺俞、天突。

2. 风热犯肺咳嗽

【主要症状】咳嗽时咳痰不爽，痰黄或稠粘，咳燥咽痛，常伴恶风身热，头痛肢楚，鼻流黄涕，口渴等表热症，舌苔薄黄。

【治则】疏风清热，宣肺止咳。

【艾灸取穴】大椎、肺俞、天突、列缺、尺泽。

3.风燥伤肺咳嗽

【主要症状】喉痒干咳，无痰或痰少而粘连成丝，咳痰不爽，或痰中带有血丝，咽喉干痛，唇鼻干燥，口干，常伴鼻塞，头痛，微寒，身热等表证，舌质红干而少津，苔薄白或薄黄。

【治则】疏风润燥，宣肺止咳。

【艾灸取穴】定喘、大杼、风门、肺俞。

脏腑功能失调导致肺失宣降，肺气上逆之咳嗽，需根据临床具体情况进行调理或治疗。

四、急性支气管炎

急性支气管炎，中医病名为暴咳，是由于外邪犯肺引起的以骤然发作剧烈咳嗽为主要表现的病症。

【治则】疏散外邪，宣通肺气。

【艾灸取穴】肺俞、定喘、合谷。

五、支气管哮喘

支气管哮喘，中医称为哮病，是一种发作性的痰鸣气喘疾患。由痰气搏结，壅阻气道，肺失宣降所致，临床以喉中哮鸣有声，呼吸气促困难，甚则喘息不能平卧为特征。

【治则】宽胸理气，补益肺气。

【艾灸取穴】关元、肾俞、肺俞、膏肓。

六、慢性咽炎

慢性咽炎，中医称之为梅核气，指因情志不遂，肝气瘀滞，痰气互结，停聚于咽所致。以咽中似有梅核阻塞，咯之不出，咽之不下，时发时止为主要表现，临床以咽喉中有异常感觉，但不影响进食为特征。

【治则】清热解表，降痰宣肺。

【艾灸取穴】大椎、天突。

七、鼻炎

鼻炎，中医称为鼻齁，是指鼻痒、鼻塞、喷嚏、流清涕，鼻腔黏膜苍白肿胀为主要表现的疾病。

【治则】消炎通窍，扶正祛邪。

【艾灸取穴】迎香、上星、印堂。

第二节　常见消化系统疾病的艾灸治疗

一、打嗝

打嗝，中医称为"呃逆"，是指气逆上冲，喉间呃呃连声，声短而频，不能自制的一种病证。多发生于寒邪侵袭，饮食不节，情志失调，导致食滞、气郁、胃火，或中焦虚寒，外寒客于胃中，或病后虚羸，下元亏损，导致气不顺行，胃失和降，上逆动膈而发生呃逆。

【治则】宽胸利膈，理气和胃。

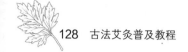

【艾灸取穴】膻中、中脘、膈俞、足三里、内关。

二、呕吐

中医上，有物有声谓之呕，有物无声谓之吐，由于呕与吐经常同时并见，故以呕吐并称。呕吐是由于胃失和降，气逆于上，胃内容物上逆于口而出的临床病证。

【治则】健脾和胃，降逆止呕。

【艾灸取穴】中脘、内关、神阙、足三里。

三、便秘

便秘是大肠传导功能失司，导致大便秘结不通，导致排便周期延长，或周期不长，但大便干结，排便艰难，或粪质不坚，虽有便意，大便不畅的一种临床病证。

【治则】温通气机，健脾和胃。

【艾灸取穴】天枢、神阙、支沟、照海、足三里、大肠俞。

四、腹泻

腹泻是由于脾胃运化失司，失邪内盛，以致排便次数增多，粪质溏稀或完谷不化，甚至泻出水样的一种临床病证。

【治则】温通气机，和胃止泻。

【艾灸取穴】神阙、天枢、三阴交、足三里、上巨虚。

五、反酸

反酸指胃内容物经食管反流达口咽部，口腔感觉到酸性物质。反酸是症状，并非一种疾病。

【治则】理气和胃，降逆止呕。

【艾灸取穴】胃俞、中脘、内关、公孙。

六、慢性胃炎

慢性胃炎属于中医学"胃脘痛"的范畴，大多数病人常无症状或有程度不同的消化不良症状，如上腹隐痛、食欲减退、餐后饱胀、反酸等。慢性萎缩性胃炎患者可有贫血、消瘦、舌炎、腹泻等，个别伴黏膜糜烂者上腹痛较明显，并可有出血，如呕血、黑便。症状常常反复发作，无规律性腹痛，疼痛经常出现于进食过程中或餐后，多数位于上腹部、脐周，部分患者部位不固定，轻者间歇性隐痛或钝痛，严重者为剧烈绞痛。

【治则】健脾和胃，调中化积。

【艾灸取穴】中脘、足三里、梁门。

七、腹痛

腹痛是指胃脘以下、耻骨毛际以上部位发生疼痛为主症的病证。

【治则】温中健脾，消食化滞。

【艾灸取穴】中脘、神阙、天枢、关元。

八、食欲不振

食欲不振是指进食的欲望降低。完全不思进食则称厌食。

【治则】健脾和胃，调理气机。

【艾灸取穴】章门、梁门、中脘、足三里。

九、胃下垂

胃下垂是指站立时胃的下缘达盆腔，胃小弯弧线最低点降至髂嵴连线下，是内脏下垂的一部分。轻者无明显症状，严重下垂者伴有上腹部不适、易饱胀、厌食、恶心、嗳气及便秘等。

【治则】健脾补胃，升阳举陷。

【艾灸取穴】百会、中脘、关元、梁门。

十、痢疾

痢疾以大便次数增多，腹痛，里急后重，痢下赤白黏冻为主要症状，是夏秋季节常见的传染病。《内经》称为"赤沃""肠澼"，认为其发病与饮食不节及湿热下注有关。

【治则】健脾和胃，补益元气。

【艾灸取穴】神阙、关元、天枢、足三里。

十一、慢性阑尾炎

慢性阑尾炎是指在阑尾急性炎症消退后遗留下的慢性炎症病变。具体症状有右下腹部的间断性隐痛和胀痛，伴有轻重不等的消化不良、食欲下降等，老年病人可伴有便秘，重压时出现腹部压痛，无肌紧张和反跳痛，一般无腹部包块。

【治则】清利肠道，理气调中。

【艾灸取穴】中脘、水分、气海。

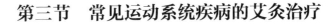

第三节　常见运动系统疾病的艾灸治疗

一、颈椎病

颈椎病是指颈椎骨关节病变（如增生性颈椎炎、颈椎间盘脱出等）压迫神经根、脊髓或血管，而出现相应的临床症状。根据症状，可分属中医"痹症""眩晕""痿证"等范畴。其主要表现为颈部疼痛或酸胀，劳累、姿势不当及受寒后突然加剧，活动颈部有嘎嘎响声，颈肩部肌肉发板、僵硬等。有颈背疼痛、上肢无力、手指发麻、下肢乏力、行走困难、头晕、恶心、呕吐，甚至视物模糊、心动过速及吞咽困难等。

【治则】温经散寒，疏经活络。

【艾灸取穴】风池、肩井、大椎、肩髃、阿是穴。

二、肩周炎

肩周炎中医又有冻结肩膀、五十肩、漏肩风、肩凝等名字，其病因多为年老体虚，气血不足，筋失濡养，或汗出当风，睡卧露肩感受风寒湿邪而致经脉拘急，或肩部外伤治疗欠妥引起肩部酸楚疼痛、功能障碍等。临床表现，一是疼痛，二是活动不便，如梳头、穿脱衣服等，肩关节像被寒冰冻结了一样，即疼又不能动。西医认为，这是肩关节关节囊和关节周围软组织的一种退行性、炎症性疾病。此病常发于 50 岁左右的中老年人。

【治则】温经散寒，通络止痛。

【艾灸取穴】肩髎、肩髃、手三里、阿是穴。

三、腰肌劳损

腰肌劳损为临床常见病、多发病，发病因素较多，主要症状是腰部酸痛，日间劳累加重，休息后可减轻，日积月累，可使肌纤维变性，甚而少量撕裂，形成疤痕或纤维索条或粘连，遗留长期慢性腰背痛。

【治则】通经活络，益精壮骨。

【艾灸取穴】肾俞、志室、膈俞、气海俞、阿是穴。

四、腰椎间盘突出

腰椎间盘突出症多由扭伤、劳累、受凉引起，是一种腰椎间盘髓核从纤维环的破裂处突出，压迫脊神经根，而引起以坐骨神经痛为主的临床综合征。主要症状表现：一是腰痛，二是下肢放射痛。多数在卧床休息后疼痛减轻，咳嗽、打喷嚏及大小便引起腹部压力升高时，疼痛会加重。

【治则】舒经活血，祛瘀止痛。

【艾灸取穴】阿是穴、腰夹脊、殷门、承山。

五、风湿性关节炎

风湿性关节炎，中医称为痹症，是指人体机表、经络因感受风、寒、湿、热等引起的膝、髋、踝等下肢大关节，肩、肘、腕关节及肌肉酸痛、麻木、重着、屈伸不利，甚或关节肿大灼热等为主症的一类病证。临床上有渐进性或反复发作性的特点。

【治则】祛风除湿，温经散寒。

【艾灸取穴】膝眼、鹤顶、阳陵泉、曲池。

六、类风湿性关节炎

类风湿性关节炎中医又名历节风、骨骱痹。本病多为身体虚弱，风寒湿邪外袭，流注经络关节，使气血瘀滞，经脉受阻，引起关节肿胀、疼痛，屈伸不利，夜间加重，得热痛减，遇冷加剧，日久关节僵硬变形，肌肉萎缩，丧失自生活理能力。

【治则】通经活络，清热祛湿。

【艾灸取穴】足三里、八风、八邪。

第四节　常见妇科疾病的艾灸治疗

一、月经不调

月经不调指月经的周期，以及经量、经色、经质出现异常的一种病症，可伴随经期周期，亦可于经期前后出现。常见的月经不调有月经先期、月经后期、月经先后无定期、月经量过多或过少、经期延长等。

【治则】疏经通络，补益气血。

【艾灸取穴】关元、三阴交、气海、血海。

二、痛经

痛经是指妇女行经期间或行经前后，出现周期性小腹或腰骶部疼

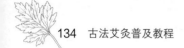

痛、胀痛，甚则剧痛难忍，严重时伴有恶心呕吐，甚至昏厥等一系列症状。

【治则】通经活络，益肾固精。

【艾灸取穴】神阙、气海、肾俞、八髎。

三、宫颈炎

宫颈炎是妇科常见疾病之一，多见于育龄妇女，主要病因是外伤或内热引起的湿热下注。

【治则】疏经活络，补益气血。

【艾灸取穴】关元、三阴交、血海。

四、盆腔炎

盆腔炎是妇科常见疾病之一，其临床特征主要是发热、下腹痛、带下增多、月经不调等。妇科检查可扪及附件增厚、压痛或有包块。本病多发生于已婚的育龄妇女，也有少数发生于未婚者。

【治则】补益元气。

【艾灸取穴】足三里、归来、肾俞。

五、带下病

带下病是以带下的量明显增多，或色、质、气味异常，伴有外阴、阴道瘙痒、灼热、疼痛等局部症状的一种临床病证，多由湿热、湿毒或脾虚、肾虚所致。

【治则】疏通经络，行气活血。

【艾灸取穴】带脉、三阴交、关元、中极。

六、习惯性流产

连续 3 次及以上自然流产称为习惯性流产。早期阴道少量出血，或有轻微下腹隐痛，出血时间可持续数天或数周，血量较少。晚期阴道出血量增加，腹部疼痛加重；这时检查，可以发现宫颈口扩张，或者已经看到胎囊在宫颈口形成堵塞。如妊娠物全部排出，称为完全流产；仅部分妊娠物排出，尚有部分残留在子宫腔内，称为不全流产，需要立即做清宫处理。

【治则】行气活血，补益元气。

【艾灸取穴】三阴交、血海、关元、神阙。

七、乳腺增生

乳腺增生症中医称乳癖，是指妇女乳房部出现慢性良性肿块，以乳房肿块和胀痛为主症，常见于中青年妇女。

【治则】活络消肿，舒肝养血。

【艾灸取穴】肩井、乳根、膻中、太冲。

第五节　常见男科疾病的艾灸治疗

一、前列腺炎

前列腺炎为西医名，是指由多种复杂原因引起的，以尿道刺激症状和慢性盆腔疼痛为主要临床表现的前列腺疾病。常见症状表现为尿频、尿急、盆骶疼痛、性功能障碍等。中医辨证分型主要有肾虚型和

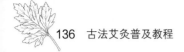

湿热下注型。

1. 肾虚型

【主要症状】烦热，小便浊，舌苔红，腰背冷，精神疲。

【治则】温肾助阳，行气固本。

【艾灸取穴】命门、肾俞、关元、气海、中极、太溪、三阴交、足三里。

2. 湿热下注型

【主要症状】尿急尿频，小便时感觉热痛，小便色白，浊似米泔。

【治则】清热利湿，疏肝降火。

【艾灸取穴】气海、中极、阴陵泉、太冲。

二、遗精

指未进行性行为而精液自行泄出。中医称遗精或失精。其中因梦而遗精者称"梦遗"；无梦而遗精，甚至清醒时精液流出的谓"滑精"。

1. 梦遗

【主要症状】睡眠多梦，头晕耳鸣，腰酸背痛，身无力，小便黄。

【治则】温阳固本，宁心安神。

【艾灸取穴】肾俞、命门、心俞、关元、神门、内关、三阴交、太溪、然谷。

2. 滑精

【主要症状】无梦而精泄出，腰酸四肢冷，头晕，面色萎黄，易流汗，气不足。

【治则】行气固本，强肾健脾。

【艾灸取穴】气海、关元、中极、肾俞、命门、足三里、太溪、三阴交。

三、阳痿

阳痿是勃起功能障碍的曾用名，中医称为阳痿。是指性功能低下，性行为时阴茎不能勃起或勃而不挺，或挺而不坚。中医辨证分型主要有肾虚型、肝胆湿热下注型和心脾不振型。引起阳痿的主要原因有生理性因素和心理性因素。

1. 肾虚型

【主要症状】痿软不坚不举，精液少而清，腰酸耳鸣，怕冷，头晕目眩。

【治则】温壮肾阳，调理任督，强筋起痿。

【艾灸取穴】肾俞、命门、腰阳关、关元、神阙、中极、太溪、三阴交。

2. 肝胆湿热下注型

【主要症状】阴茎痿软，阴囊湿，小便黄有异味。

【治则】清热降火，滋肝养肾。

【艾灸取穴】阴陵泉、三阴交、然谷、曲泉。

3. 心脾不振型

【主要症状】不举，夜多梦不安，面色无华，味口不好，心烦神疲。

【治则】安神养心，强肾理气。

【艾灸取穴】命门、肾俞、心俞、关元、气海、内关、足三里。

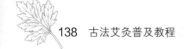

第六节　常见儿科疾病的艾灸治疗及保健

一、小儿保健

为了促进小儿生长发育，增强体质，可以通过艾灸的方式进行调理与保健。

【艾灸取穴】身柱、天枢、中脘、志室。

二、小儿腹泻

小儿腹泻，是指小儿大便次数明显增多，粪质稀薄如水样，常伴有呕吐、发热、腹痛等症状的一种临床表现。

【治则】健脾益气，调中和胃。

【艾灸取穴】神阙、中脘、天枢。

三、小儿食积

小儿食积是指由于喂养不当、暴饮暴食、过多喂给生冷油腻之食物，损伤脾胃，使其脾胃运化功能失职，不能正常地腐熟水谷，使食物停滞不化，胃气不降，反而上逆，而形成食物积滞，甚或出现呕吐或泄泻的一种病症。

【治则】健脾益气，消食导滞。

【艾灸取穴】中脘、关元、天枢、四缝。

四、小儿胀气

小儿胀气是由于喂养不当或由于婴幼儿消化系统发育不完善引起

小儿胃部胀气。

【治则】理气消食。

【艾灸取穴】水分、神阙、气海。

五、痱子

痱子是小儿夏季因汗泄不畅而生的一种皮肤病。热痱多见于 3 岁以下小儿，伴有剧痒、疼痛，有时会有阵阵热辣的灼痛表现，反复发作，会使幼儿睡眠质量严重下降。

【治则】祛风解表，清热化湿。

【艾灸取穴】曲池、合谷、血海、丰隆。

六、小儿生长关节痛

生长痛是指儿童的膝关节周围或小腿前侧疼痛，这些部位没有任何外伤史，活动也正常，局部组织无红肿、压痛。经过对儿童的检查，在排除其他疾病的可能性后，可确定是生长痛。生长痛大多是因儿童活动量相对较大，长骨生长较快，局部肌肉和筋腱的生长发育不协调等而产生的生理性疼痛，临床表现多为下肢肌肉疼痛，且多发生于夜间。

【治则】祛痛止痉，通利关节。

【艾灸取穴】鹤顶、外膝眼、内膝眼。

七、小儿遗尿

小儿遗尿是指五岁以上小儿不能自主控制排尿，睡中小便自遗，醒后方觉的一种病证。

【治则】培元固本，养血调气。

【艾灸取穴】气海、肾俞、命门、关元、中极。

八、小儿营养不良

小儿长期摄食不足，可造成营养不良。表现为体重不增或减轻，皮下脂肪逐渐消失，一般顺序为腹、胸背、腰部、双上下肢、面颊部。重者肌肉萎缩，运动功能发育迟缓，智力低下，免疫力差，易患消化不良及各种感染。

【治则】消食导滞，健脾和胃，益气养血。

【艾灸取穴】中脘、脾俞、胃俞。

第七节　其他常见病症的艾灸治疗

一、眼睑下垂

眼睑下垂是指上眼睑下垂，表现为上眼睑部分或完全不能抬起，导致上眼睑下缘遮盖角膜上缘过多，使病眼的眼裂比正常眼裂小。

【治则】祛风通络，行气活血。

【艾灸取穴】阳白、大包、太阳。

二、痤疮

痤疮即青春痘，是一种慢性炎症性毛囊皮脂腺疾病，也是皮肤科最常见的一种疾病。引起痤疮的原因很多，主要与性激素分泌紊乱、皮脂腺大量分泌、痤疮丙酸杆菌增殖以及炎症等因素有关。

【治则】清热解毒，祛痘消炎。

【艾灸取穴】曲池、大椎、肺俞。

三、黄褐斑

黄褐斑俗称蝴蝶斑、妊娠斑，是一种边界不清楚的褐色或者黑色的斑片，多对称性分布，主要发生在面部，以颧部、颊部、鼻、前额、颏部为主。其发生主要与内分泌有关。

【治则】补气养血，安神祛斑。

【艾灸取穴】曲池、血海、肝俞、三阴、肾俞。

四、脸色苍白

脸色苍白，是指脸部看起来没有光泽，无血色，是一种病态。这主要与气虚、血虚有关。血液不足，不能营养面部，就会导致面色苍白。气虚导致生血功能减退，血不能营养面部，也会面色苍白。

【治则】健脾和胃，补益气血。

【艾灸取穴】血海、气海、足三里。

五、脱发

脱发是头发异常或者过度脱落的一种病症。精神压力大、内分泌失调、缺乏营养、不正确烫染发、疾病等都有可能引起脱发。

【治则】清热解毒，宁神醒脑。

【艾灸取穴】肾俞、三阴交、足三里、膈俞、太冲。

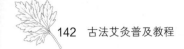

六、头发早白

中医认为，肾阴亏损、营血虚热、肝郁气滞容易引起头发早白。

【治则】宁神醒脑，养血和营。

【艾灸取穴】百会、膈俞、肾俞、太冲、三阴交。

七、黑眼圈

经常熬夜、情绪不稳定、眼部疲劳、衰老等，可导致眼周血管血流速度过慢，眼部皮肤慢性缺氧，造成色素沉淀，即形成黑眼圈。

【治则】培元固本，补益气血。

【艾灸取穴】水分、脾俞、命门。

八、肥胖

肥胖是指体内膏脂堆积过多，体重异常增加的病症，可伴有头晕乏力，神疲懒言，少动气短等症状。肥胖与个人生活习惯不良、饮食结构不合理、运动不足等有很大关系。

【治则】消食化积，化痰祛湿。

【艾灸取穴】天枢、水分、带脉、上巨虚、丰隆。

九、形体消瘦

形体消瘦是指人体内的脂肪和蛋白质减少，体重低于正常标准的10%。其临床常见的病因有先天不足，久病虚弱，精血虚少，或者脾胃损伤，饮食减少，消化吸收不良等。

【治则】健脾开胃，补气养血。

【艾灸取穴】气海、命门、肾俞。

十、皮肤瘙痒

皮肤瘙痒是指一种无原发性皮肤损害的皮肤病症状。根据症状发生的范围及部位，皮肤瘙痒一般分为全身性和局限性两大类。

【治则】祛风解毒，祛风化湿，调肝益血，运化水湿。

【艾灸取穴】风池、曲池、三阴交、血海、风市。

十一、贫血

贫血即中医中的血虚，指血液亏虚，脏腑、经络、形体失养，以面色淡白或萎黄，唇舌爪甲色淡，头晕眼花，心悸多梦，手足发麻，妇女月经量少、色淡，后期或经闭，脉细等为常见证候。

【治则】培肾固本，健运脾胃，化温降逆，运化气血。

【艾灸取穴】膈俞、气海、关元、神阙、中脘、血海。

十二、耳鸣

耳鸣为耳科疾病中的常见症状。患者自觉耳内有声响，响度不一，高音耳鸣可使病人烦躁，影响睡眠与工作。其出现或为间歇性，或为持续性。有时耳鸣可能是某些疾病的首发症状或伴随症状。

【治则】升阳举陷，宁神聪耳，清热通络，滋阴益肾。

【艾灸取穴】百会、听宫、太溪、太冲、中渚。

十三、头痛

头痛是患者自觉头部疼痛的一类病证，又称"头风"，是临床常见病证，常与外感风邪以及情志、饮食、体虚久病等因素有关。

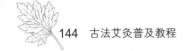

阳明头痛：其头痛部位在前额、眉棱、鼻根部。

少阳头痛：其头痛部位在侧头部。

太阳头痛：其头痛部位在后枕部，或下连于项。

厥阴头痛：疼痛部位在巅顶部，或连于目系。

【治则】调和气血，通络止痛

【艾灸取穴】太阳、风池、百会、合谷、阳陵泉。

十四、牙痛

牙痛是指牙齿因各种原因引起的疼痛，为口腔疾患中常见的症状之一，可见于龋齿、牙髓炎、根尖周炎、牙外伤、牙本质过敏、楔状缺损等。其特点表现为以牙痛为主，牙龈肿胀，咀嚼困难，口渴口臭，或时痛时止，遇冷热刺激痛，面颊部肿胀等。牙龈鲜红或紫红、肿胀、松软，有时龈缘有糜烂或肉芽组织增生外翻，刷牙或吃东西时牙龈易出血，但一般无自发性出血，有时可有发痒或发胀感。

【治则】祛风清热，消肿止痛。

【艾灸取穴】下关、颊车、风池、合谷、内庭。

十五、腰痛

腰痛又称"腰脊痛"，是以腰部一侧或两侧疼痛为主症的常见病证。腰痛的发生常与感受外邪、跌仆损伤和劳欲过度等因素有关。腰痛有寒湿腰痛、瘀血腰痛、肾虚腰痛等。疼痛或压痛部位在腰脊正中，病在督脉；疼痛或压痛部位在腰脊两侧，病在足太阳膀胱经。

【治则】舒筋活络、行气止痛、壮腰益肾、活血化瘀。

【艾灸取穴】肾俞、腰阳关、腰眼、委中、承山。

第五章　艾灸注意事项

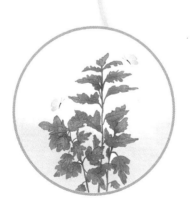

艾灸虽然简单易学、使用方便，但是有一些讲究的。本章主要介绍艾灸的顺序、时间、禁忌、排病反应及应急处理等注意事项，指导读者正确施灸，提高艾灸的效果。

第一节　艾灸的顺序及时间

一、艾灸的顺序

无论是保健或是治疗某些疾病，艾灸时都会选取相应的穴位。在艾灸时，先灸哪个穴位，后灸哪个穴位，其实是有讲究的。古代著作中关于艾灸的顺序就有详细的论述，被后人誉为"药王"的孙思邈在其著作《千金方》中就提道：艾灸应当遵循先阳后阴、先左后右、先上后下的原则。中医将背部、上身归于阳；腹部、下身归于阴。在阴阳学说中，头为阳、足为阴，左为阳、右为阴。

所以按照传统的中医理论，施行灸疗的顺序，一般是先灸上部，后灸下部；先灸背部，后灸腹部；先灸头身，后灸四肢；先灸左侧，后灸右侧。中医讲究辨证施治，有些疾病的灸疗顺序也不是一成不变的，可以先缓解症状，比如先灸阿是穴和其他重点穴位等。总的原则是以人为本，以患者舒适为宜。

二、艾灸的时间

据《内经·灵枢》记载：古人将一天分为春夏秋冬四个时期，早晨为春，日中为夏，日落为秋，半夜为冬。一般来说，晚9点到凌晨

3点是一天的冬季，叫日冬；凌晨3点到上午9点是一天的春季，叫日春；上午9点到下午3点是一天的夏季，叫日夏；下午3点到晚上9点是一天的秋季，叫日秋。

早晨人的精气神开始生发，病易入体；日中人的精气神最旺，能战胜病邪。所以在一天中灸疗的最佳时间是在午时前后。

是不是晚上就不能施灸？冬天也不能施灸？其实艾灸一年四季都可以，特殊情况晚上灸也行。比如晚上突然拉肚子，就不用等到天明灸；晚上突然感觉感冒了，同样也可以晚上灸。

那什么季节适合艾灸？最适合进行艾灸的季节是夏季。因为夏天穿衣少，即便不去医院，自己在家艾灸也非常方便，不像冬天在家脱了衣服施灸容易受凉。而且天气热，人体对高温比较敏感，不容易被烫伤。此外，夏天是自然界阳气最盛的时候，艾叶属于纯阳之物，两者的阳热合在一起，温补的作用更强，符合中医"春夏养阳"的思想。

还有一种灸叫三九灸，在三九天艾灸，对身体有特殊的调理作用：①主要治疗冬季常见的慢性病，如哮喘、支气管炎、过敏性鼻炎、胃炎、慢性结肠炎、胃肠道疾病、慢性肾炎、月经不调，以及颈肩腰腿痛、风湿、类风湿性关节炎等。②改善亚健康，如慢性疲劳综合征、失眠、神经衰弱、抑郁、焦虑、疲劳、头痛、颈肩腰背痛等。③强身健体，提高身体抵抗寒冷的能力，可以缓解感冒、手脚冰凉等症状，可与夏季的三伏贴配合使用。

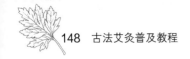

第二节　艾灸的禁忌

现在越来越多人开始选择艾灸养生，这是因为艾灸是中医养生的主要方法之一，能够有效预防疾病发生，长期艾灸还可以提高身体素质。身体的某些常见疾病通过艾灸也能得到很好的调理。但是使用艾灸还是有一些讲究的，如果不了解艾灸的禁忌，施灸后可能反而会对身体造成一定的损伤。

一、艾灸的禁忌证

（1）凡属实热证或阴虚发热、邪热内炽等证，如高热、高血压危象、肺结核晚期、大量咯血、呕吐、严重贫血、急性传染性疾病、皮肤痈疽疮并有发热者。

（2）器质性心脏病伴心功能不全、精神分裂症、孕妇的腹部、腰骶部。

（3）患者过劳、过饱、过饥、大渴、大惊、大恐、大怒、酒醉之时禁灸。

（4）女性月经期间不可艾灸。

（5）身体发炎部位禁灸。

二、禁灸的部位

并非是身体任何部位都可以进行艾灸的，颜面部、颈部及大血管运行的体表区域、黏膜比较薄的部位就不建议进行艾灸。

有些穴位不可灸治，包括睛明、素髎、人迎、委中、攒竹、瞳子髎。

　　孕妇禁灸和慎灸的穴位：合谷、缺盆、天枢、少泽、昆仑、至阴、肩井、会阴、曲骨、中极、关元、石门、气海、三阴交。

　　艾灸的方法很多，有直接灸、间接灸、温灸器灸等等，但有些人在进行艾灸的时候，并不了解艾灸的方法，艾灸的方法是需要根据具体症状以及想要达到的效果而进行选择的。有的人会选择直接对局部皮肤进行艾灸。但这种灸法对皮肤刺激性较强，尤其是皮肤较薄的部位，很容易形成瘢痕。对于艾灸新手不建议使用直接灸。

三、掌握艾灸的剂量

　　在进行艾灸养生的时候，要掌握好剂量，因为艾灸虽然能够养生，但是长期进行艾灸也是会对皮肤造成损伤的。即便是最温和的隔物灸，长时间进行，也可能形成比较明显的疤痕，有的甚至会长出水泡。

第三节　艾灸排病反应及应对

　　在艾灸调理过程中，即使没有外界环境的影响，很多患者也会或多或少出现一些不适反应，比如出冷汗、口渴、便秘、白带变黄，原先治疗好的病又复发。出现这些情况，很多患者会担心，有些甚至对艾灸产生怀疑。

　　病邪侵入人体后，体内的正气会与之斗争，若病邪战胜了正气，人体就会发生疾病。患者接受灸疗后，体内正气得到提升，向病邪发动进攻，脏腑经脉里的病邪被驱逐，往往会发生排病反应。治疗过程中的排病反应是一种正常反应，不用过分担心。

现将艾灸中常见的排病反应及应对方案介绍如下。

一、症状加重

这是好转反应。这很有可能是艾灸的时间或者灸量不够，或者身体太过虚弱所致。如果机体正气虚损，无力与病邪做斗争，在艾火的温热刺激下，阳气得以提升，奋起与病邪抗争，这个时候就会出现症状加重的现象。

应对方案：当邪气排到体表时，可以在局部进行刮痧或者刺络放血，让邪气及时排出。

二、多年没出现的症状突然发作

有些人可能以前得过某种疾病，治疗好了，很多年都没有犯了，就认为自己已经好了。但可能疾病只是隐藏起来了，病根还没有去除。艾灸一段时间后，正气得到提升，以前的病根又被勾引出来，我们也叫"勾病"，这就是艾灸在帮助身体去病根。

应对方案：注意休息，加强营养，继续艾灸。

三、患病

患病是艾灸的一种排病反应。可能身体已经有了一些慢性病，但还没有表现出来。现在正气足了，有能力和病邪做斗争，就会使疾病显现出来。

应对方案：由专业的艾灸师对新病进行配穴应对。

四、上火

客观地说，艾灸上火是一种普遍现象，但并不是所有人都会上火。上火也属于艾灸的一种排病反应。艾灸上火的原因有很多，如灸的时间过长、灸量过大、配穴不合理、操作手法不合理……从体质上来说，阴虚体质、经络不通的人更容易上火。

应对方案：解决的办法有两种，第一是要滋阴，第二要引火归原。可以服用一些有滋阴作用的中药，同时晚上用艾叶温水足浴，引火下行。另外，还可以用刮痧、拔罐、刺血的方法直接将余热泄出，或艾灸涌泉、太溪、足三里等下焦穴位达到引火归原的目的。

五、排尿增多

排尿是身体毒素和寒邪从体内排出的一种重要方式。中医讲"肾主水，司膀胱开阖"，如果把膀胱比喻为水库，则肾脏就是主管开阖的闸门。如果肾阳不足，控制水液排泄的功能就会失灵，蓄水池中有一点水就会打开闸门。而艾灸培补肾阳之后，会鼓动机体把体内多余的寒湿排出体外，排尿会增多，直到肾主司开阖的能力完全恢复，尿频的症状也会消失。

应对方案：对肾虚病人，可在原灸穴位上加肾俞等穴，坚持艾灸一个星期，尿频的症状就可减轻。对于抑郁症病人，可减少灸量和时间，或者暂时停灸，或者加神门等安神的穴位。患有妇科疾病的女性，灸后易出现尿频的症状，可加强在关元、神阙等穴位施灸，提升元气。

六、发烧

发烧是体内的正气和邪气做斗争的重要表现。

对于先天阳气充足者，这是由于人体阳气升发之后，寒邪被驱赶到足太阳膀胱经而体现出体温升高。

应对方案：临床治疗的过程中遇到这种情况，可在膀胱经、督脉进行刮痧或者拔罐，通常刮痧以出痧为度，拔罐留罐 10~15 分钟。也可配合用艾叶温水泡脚发汗。一次之后，这种热症很快就会退下去。

而阴邪过重者，在温度太高、正气不足的情况下，高烧可持续一天以上。

应对方案：可以继续艾灸，同时对身体进行辅助干预。若是小儿发生这种情况，嘱其多饮用温开水就可以。如果体温达到 38.5℃ 以上，那就一定要配合搓痧或吮痧等方法泄热，一般选择大椎、肺俞、身柱穴。

注意：在调理的过程中，控制好体温的同时，尽量不要用清热解毒的药物退烧，以防堵塞驱除邪气的途径。

七、热感，走窜感

艾灸穿透性强，具有透热、导热和传热的特点，火热之性会随着经络传感，有非常好的通窜功能，有些人会有走窜感。

艾灸的通窜感还表现在"找病"上。就是当艾灸的热力渗透到相应的病灶，阳气充足了，身体自然会进行调整。如艾灸中脘穴，胃病患者肝区会感觉不舒服，这就是艾灸的通窜功能在起作用。

八、排汗

艾灸后出汗是一种正常反应。如果感觉良好，那这种出汗对人体有好处，但如果第二天有虚弱的表现，就说明艾灸的量和时间太过了。有的人是全身出汗，而有的人是后背出汗，有的人则是艾灸的部位容易出汗。而阳虚比较严重的人，施灸的前几天很少出汗，正气足了，排汗功能恢复正常，外邪才慢慢通过汗液排出，这就是阳气不断提升的表现。这是因为每个人邪气排出的路径都不同，一般邪气会从最虚弱的地方排出来。

应对方案：①配穴时可配合太溪、足三里等固表的穴位。②配合食用补血、健脾的食物，如山药、小米、红枣等，防止排汗造成身体虚弱。

注意：在用艾灸治疗的过程中，如果出汗比较多，除了在方法上进行调整以外，要注意心神的收摄，宁心静气，以防人体消耗的能量太大。

九、腹泻，肚子叫

既然艾灸可以培补人体元阳，为什么还会出现腹泻呢？艾灸之后，阳气提升，阳气会将脏腑经脉中的寒邪化开，并通过排汗、腹泻或者排尿的方式排出体外。如果肠胃有问题，阴邪化开之后就会以腹泻的方式排出来，这就像雪化成水，寻找一个排泄途径一样。

应对方案：艾灸关元、足三里、神阙穴，培补元气，增强正气，使寒湿等病邪尽快排出体外。若腹泻严重，同时伴有呕吐等其他症状，就需要配合药物等治疗。

还有很多人，艾灸几次之后，肚子会咕咕叫，说明肠胃功能有问题，以胃肠寒为主。有些人并非一开始就有这种反应，甚至可能在艾灸一年之后才出现。这个时候，可放心继续艾灸，待把脏腑中的浊气排出体外，症状就会消失。

十、起红点、红疹，发痒

艾灸可以培补人体阳气，人体正气充足后，可推动邪气通过皮肤排出来，其表现方式就是起红点、红疹，发痒，这是排寒、湿、风等邪气的重要表现。

应对方案：脾胃功能相对比较弱的人，可加强脾俞、胃俞的艾灸，同时食用一些补脾祛湿的食物。对于起红疹后不痒的人，坚持艾灸，红疹会逐渐消失。如果痒得非常难受，一种方法是立即艾灸，把已经发到体表的寒气、湿气、风气尽快排干净，另外也可以在患处涂上艾灰，很快就能止痒。此时最好不要停止艾灸，否则会使病邪再一次入里。如果症状比较严重，可以选择大椎、心俞、膻中、十宣等穴位，用三棱针点刺放血，每周一到两次，让病邪及时排出去，待症状缓解后就及时停止。

注意：在此调理期间要尽量保持清淡的饮食，保持愉悦的心情，忌食辛辣刺激食物。

十一、灸花

有些人艾灸后皮肤会变得红一块、白一块，呈花纹状，这是为什么呢？

艾灸时间太长自然会留下熏烤的印迹。另外，出现花斑与体质有很大关系，有花斑的人往往体内寒湿比较重。

应对方案：经常露在外面的皮肤每次灸的时间不要太长，可以每个穴位每天艾灸 10~15 分钟，一般不会起花斑，也能起到非常好的调理效果。

十二、失眠

艾灸之后，人体阳气会上升，阴血亏虚者易出现亢奋。如果患者体内邪气过盛，阳气受到压制，整体都会偏弱，一旦正气提高，就有能力和邪气做斗争，这时便易发生失眠。

应对方案：每次艾灸之后配合艾灸涌泉穴和太溪穴，一方面可以起到引火下行的作用，另一方面能够滋阴，帮助身体尽快调整阴阳的状态，失眠的症状会自然消失。

十三、嗜睡，乏力

艾灸后嗜睡、乏力，这是典型的浮阳归元现象。人体阳气过弱，或者阴血不足时，阳气就会上浮，而艾灸后，真阴上升，外浮的虚阳会被引归元，这是身体的自然反应。睡眠是身体进行自我调整的过程，增加睡眠能够使身体更快地得到恢复。所以，如果出现这种情况，可顺应身体的需要，适当补充睡眠。

十四、抑郁，狂躁，易怒

压力大的人往往有气郁，代谢功能紊乱，艾灸一段时间之后，体内的阳气上升，将郁气排出体外，以情绪的方式表现出来，如易怒、抑郁，甚至会感觉到非常委屈，想哭。

应对方案：理想办法就是使情绪发泄出来。中医讲"肺主悲"，此时可以强化一下肺的功能，艾灸大椎、曲池穴，或刮拭肺经，重点以云门、中府、曲池穴为主。如果感觉抑郁难受，可立即点按太冲穴，配合刮拭肝胆经，如果有条件，可以从胸胁开始自上而下进行。

注意：抑郁或者狂躁的时候，可到环境比较好的地方散散心，把情绪发泄出来，一定不要闷在心里，防止气结在心。还要配合饮食调理，不要吃辛辣刺激性的食物，注意保养好脾胃，吃一些清淡的食物，保证充足的营养。

十五、冒凉气，发冷

寒湿重的人艾灸后容易感到身体冒凉气，部位不尽相同，一般人会感到从脚心、腿上、肩部、头部冒凉气，阳虚严重的人会感觉全身发冷。

应对方案：可将艾叶、生姜煮水泡脚，增强血液循环。并可加强艾灸冒凉气的部位。

十六、灸后起泡、疮

艾灸后可能会起水泡和脓疱，其中水泡更为常见。出现这种现象有两大原因：一是艾灸时间过长或操作不当，二是身体湿气比较重。《小品方》中记载：灸得脓坏，风寒乃出，不坏则病不除也。《针灸资生经》中也认为只有艾灸后出现灸疮，才能达到很好的效果。湿气重的人艾灸后最容易起泡，有时候会发现不知不觉就起泡了。这是寒邪向外排出的好现象，正所谓"泡破邪出"。

应对方案：对于一般水泡，可以任其自然干瘪消退。水泡比较大的，可由专业人员用一次性毫针从下方刺破，放出水液，不要擦破皮，碘伏外用，防止感染，可以不包扎。如果有脓水排出，也属于正常现象，可用医用棉签将渗出的水液吸干净，注意预防感染。

注意：一般水泡内是白色或者是略带黄色的透明液体，如果发现水泡内的液体是浑浊黏稠状则表示灸疮感染，要及时就医。

十七、便秘

如果命门火不足以化动下焦阴邪，真阳元气化施无力，寒极生热则会引发虚火，导致大肠"主津"功能太过，从而出现肠燥便秘。如果气血过弱，艾灸腹部的时间过长，会把津液烤干，也会导致大便干燥。

应对方案：如果是操作不当导致的，要减少灸量，配穴中加入滋阴的太溪穴、复溜穴。还可以配合按摩长强穴，这有利于调节人体气机升降，对便秘有很好的改善效果。或可每天艾灸长强穴20分钟，然后再将双手搓热，顺着腰椎尾骨向下连续搓100下。

注意：如果是老人，或是心脑血管疾病的患者，要注意防范因为便秘引发意外，家中可常备润肠丸等有润肠通便功能的中成药，出现意外情况要及时就医。

十八、腹胀，打嗝，放屁

艾灸后阳气提升，出现放屁、打嗝的现象表示人体的肠胃功能开始恢复。但并不是每个人艾灸后都会有放屁、打嗝的反应。如果正气不足，就会表现为腹胀。有些人艾灸后排出的屁特别臭，这就说明肠胃问题相对比较重。另外，肝、胆、胰腺等消化器官有问题也容易出现排气反应，如果是寒性体质，放屁、打嗝的反应就更为剧烈。

应对方案：此时可以用隔姜灸，结合患者的症状，如果是脾胃功能弱，就加上足三里、脾俞穴；如果是肝胆功能有问题，就配合肝俞、胆俞；肝气瘀滞就配合太冲穴。

十九、血压、血糖发生变化

血压升高是艾灸后的一种好转现象，一般会与其他症状同时存在。艾灸后体内阳气增强，身体自我调整功能得到恢复，此时血压的升高是生理所需，大血管的血压升高，有助于清除血管内的垃圾，也不会影响由毛细血管所主的人体组织其他功能。配合相应的调理方法，继续艾灸一段时间，人体就有能力将血压调整到符合人体正常生理需要的水平。高血压与肾脏功能和失眠有直接的关系。

应对方案：可采用艾灸治疗失眠的方法来对待艾灸后血压不稳的情况，在配穴上可加百会、涌泉、曲池、悬钟穴。这几个穴位不仅可以调理高血压，还可以改善睡眠。

艾灸之后血糖升高，是因为阳气上升，潜藏在体内的阴邪被化，返回到血管、脏腑器官的一种表现。这种变动可能会持续一段时间，直到体内的阴邪从深层逐渐沿经脉被排出体外。

应对方案和注意事项：糖尿病患者的免疫能力较低，伤口愈合能力差，所以要把握好艾灸的时间和灸量，避免皮肤起泡。糖尿病患者本身消耗比较大，所以在做艾灸期间应配合充足的营养。

二十、经脉痛，关节痛，全身痛

艾灸之后，血液循环增强，如果经脉有瘀堵，就会出现轻微的疼痛或者跳动。另外，伴有风寒、血瘀、气血不足这三类症状的患者，艾灸后易出现窜痛、跳痛、经脉疼痛、关节痛等症状，这表明经脉中的阳气得到了补充，正准备将邪气驱赶出去。

应对方案：可加强对疼痛处即阿是穴进行温和灸，促进外邪的排出，痛症就会逐渐得到缓解。

寒湿比较严重，同时伴有风邪者，则会出现游走性疼痛，开始可能是局部疼痛，艾灸后扩散至全身。如有的患者艾灸治疗胸背部疼痛期间，可能会有疼痛扩至肩颈、肋骨等部位，最后转移到四肢末端的情况发生。

应对方案：可加强对膀胱经第一侧线（脊椎旁开 1.5 寸）、督脉、任脉的疏通，可以用刮痧板，也可以用手按摩。同时配合艾灸风门、风市等祛风穴位，如果湿气重，则需要加丰隆穴。

二十一、头痛

艾灸后忽然头痛难忍，很有可能是因为体内的寒、燥、火、风等外邪太重，在用艾灸调理的过程中，阳气被提升，与邪气对抗造成的。阳气具有走动、向上的特性，如果邪气被驱赶至头上，就会出现后头痛、头顶痛、偏头痛或者前额痛的症状。

应对方案：可以用刮痧板在头部膀胱经、背部膀胱经第一侧线进行刮痧，同时温通督脉，活血化瘀，并配合艾灸肾俞、命门、风池穴，晚上用桂枝、生姜煮水泡脚，促进邪气排出体外。

快速缓解头痛法：用刮痧板沿着头部几条经络进行刮拭，或者用手指梳头。这可以促进血液循环，疏通头部经络，无论是什么原因导致的头痛都能起到暂时缓解的作用，待外邪被驱除出去之后，头痛自

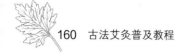

然就会缓解。

二十二、流鼻涕，打喷嚏，鼻塞

艾灸后阳气增强，气机鼓动，体内的阴邪被驱逐出体表。肺开窍于鼻，阴邪通过肺的功能排出体外时，可造成流鼻涕、打喷嚏、鼻塞等情况。

应对方案：艾灸后出现类似感冒的症状，可隔姜灸大椎，同时用刮痧板疏通足太阳膀胱经、手太阴肺经，一般坚持一天，症状就会消失。

二十三、头晕

有些人艾灸后会出现头晕的症状，可能还伴有纳呆、乏力等不适，多见于艾灸百会穴时。这通常因为患者经络瘀滞比较严重，加上艾火具有炎上的特点，所以会聚集在头部引发头晕。

应对方案：可以减少上部穴位的灸量，先艾灸下部穴位，待下焦疏通之后再艾灸上部，持续两天再观察效果。同时可以配合头部督脉、膀胱经、胆经刮痧。

二十四、浮肿，排尿困难

患者排尿困难，是由于艾灸后阳气迫湿邪外出于体表，足太阳膀胱经的功能受到阻碍，膀胱的主要生理功能是贮尿和排尿，而此时它不能正常发挥作用，就会出现排尿困难的症状。

应对方案：由专业的中医师配制中药进行调治，一般症状在几天内就会消失，之后再继续艾灸即可。水肿与脾、肾、肺三脏功能有很大关系，平时要加强对脾、肾、肺三脏的养生保健。

二十五、皮肤灼痛

一般来讲，温和灸的总体原则是以有温热感、不出现灼痛感为宜。可是有人在艾灸时有火辣的灼痛感，这有几种情况：①如果距离和灸量都合适，依然有灼痛感，可以考虑换一个施灸的部位或重新选择穴位。②比较粗的艾条火力比较旺，可离皮肤稍稍远一点。③一定要选择质量有保障的艾条，新艾或含有杂质的艾条，易造成局部灼痛感。④艾灸后施灸部位出现灼痛感，有些是病理反应，特别是有些疾病本身就有痛症，在开始艾灸时会有痛感，当皮肤适应之后，疼痛就会消失。⑤操作不当也会导致皮肤灼痛，多是因为艾灸的时间太长、火力太大。可以适当减少艾灸的时间，扩大灸火与皮肤之间的距离，或配合回旋灸，减少悬定灸的时间。

二十六、酸、麻、胀、痛、痒、重等动感

艾灸一段时间后感觉到穴位深处有响动或者病变部位出现异样感，我们统称之为"动感"，这说明身体的正气得到提升，瘀滞的经络得到疏通，疾病在逐渐好转，一般不需要特别处理。

艾灸后感到酸痛，一般以四肢、后背、经络为常见。如脾胃功能弱的人在艾灸后可能会出现腿部胃经循行部位有酸胀感或者伴有重感，此时可配合刮痧、按摩的方法疏通经络。可以先用双手拇指逐条交替划动胃经及脾经，找到相应的结节点或酸胀感比较重的部位加强按揉，也可以一边做悬灸，一边按揉。若酸感症状比较重，可增加艾灸中脘、足三里、脾俞、胃俞、三阴交等调理脾胃的穴位，适当增加

食用山药、红枣、豆类等补充气血的食物。

　　艾灸后麻感比较明显，以四肢尤其是四肢末端常见，说明经络相对比较畅通，但正处于气到血未到的阶段。如果出现手足发麻的刺痛感，是阳气上升后，原来闭塞的经穴打通，气血运行加快，体内的邪气尽快排出体外的反映。此时可加强疼痛部位的按摩及刮痧，同时配合艾灸，直到刺痛感消失，配合刺痛区域所在经络的按摩效果更好。

　　艾灸后出现明显痒感，说明体内湿气较重，如果伴有动感，也表明疾病正在趋于痊愈。此时可以用艾叶、花椒、生姜煮水泡脚，每天20~30分钟，帮助排出体内寒湿；艾灸时可增加丰隆、脾俞的施灸时间；在饮食方面，可适当食用薏米红豆粥等祛湿健脾的药膳。

二十七、艾烟过敏

　　有人会产生艾烟过敏反应，出现扁桃体肿大、昏睡、眼睛痛、烦躁等症状，离开艾烟的环境症状即消失。

　　应对方案：首先要考虑所用艾的质量，另外，应尽量保持施灸的环境通风条件良好，每次艾灸量不要太大。如果症状比较严重，要及时令过敏者远离艾烟环境，并就医。

二十八、恶心、呕吐

　　有些人一艾灸就会恶心、呕吐，这是为什么？常见的原因有以下几种：

　　一是阴邪困脾胃。如果脾胃功能比较弱，或者多有寒湿，艾灸之后体内阳气上升，寒湿被化开，可能会困住脾胃，导致脾胃功能下降，而造成恶心、呕吐的症状。

应对方案：加强在中脘、足三里、脾俞、胃俞的艾灸，促进脾胃功能的恢复。根据临床经验，艾灸后导致的恶心、呕吐一般不会超过半个月，最长十几天这种症状就消失了。

二是自身体质的问题。如果是阴虚体质，艾灸后阳气上浮，可出现头晕、恶心等症状。

应对方案：可配合肾俞、太溪、足三里等滋阴穴位，同时减少灸量和缩短时间。下部穴位艾灸的时间可长一点，艾灸上部穴位，每个穴位时间在5~10分钟即可，如果没有明显难受的症状再继续进行艾灸。同时，嘱患者保证充足的睡眠，尽量在晚10点之前入睡，一日三餐保证营养齐全，以五谷、蔬菜为主。

第六章 艾灸医案

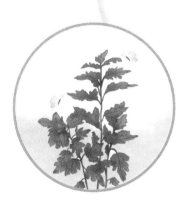

案例一　艾灸调理女性痛经

小段，女 25 岁，已婚，育有一子。自述从初潮开始，就一直痛经，每次来月经，她都会被痛折磨得死去活来，还伴有恶心、呕吐、腹泻、头晕、乏力、面色发白、出冷汗。

痛经是很多女性朋友都会遇到的问题，有些是原发性的，有些是继发性的。判断原发性痛经还是继发性痛经，主要是看是否有器质性病变：原发性痛经盆腔生殖器官无器质性病变，症状是下腹部阵发性疼痛，腰骶酸痛，甚至放射到大腿两侧；继发性痛经盆腔生殖器官有器质性病变，如子宫内膜异位症、子宫腺肌症、盆腔炎性疾病等。

经检查，小段无器质性病变。

诊断：原发性痛经

艾灸配穴：命门、肾俞、八髎、神阙、子宫、三阴交

灸五天停两天，连续灸两个疗程，在后期，每周灸两次。连续灸一个月。

跟踪回访：下次月经来潮，痛经问题全无。

案例二　艾灸调理皮肤瘙痒

夏先生 48 岁，每年的夏天，都是他痛苦的日子，因为每到这个季节，他身上就会奇痒无比，用他的话说，有时痒得真想用刀刮自己，他全身已经被抓得像癞蛤蟆皮一样。他家里备得最多的药就是止

痒的药，这些药都是别人介绍的，谁说抹某种药止痒效果好，他就会买来抹，谁说吃某种药好，他就买了吃。他不是没去看医生，只是看后医生也只是开一些止痒的药，治标不治本，好几天后又会复发，如此反复多年。

皮肤瘙痒的原因很多，有些是过敏引起的，有些是身体内部因素和疾病造成的，有些是遗传性的。湿疹、过敏性皮炎、荨麻疹、皮肤瘙痒症等皮肤疾病，通常在遇热的时候，瘙痒症状会加重。

调理：首先在痒处进行刮拭，以缓解其症状，然后对着痒的部位艾灸。

艾灸配穴：肺俞、膈俞、血海、三阴交、风市

最后用麻油调艾灰涂抹痒处。连续治疗三天，并叮嘱其少抽烟、少喝酒。

一年后，夏先生再次来到诊室，说上次艾灸后，效果特别好，已经一年没痒了，今年想再灸一次。

案例三　艾灸调理膝关节冷痛

兰女士50岁，是一位时尚白领，冬天基本上都是裙子配打底裤，几乎没穿过长裤，典型的"要风度不要温度"。她膝关节冷、痛，担心上了年纪后，对行走有影响，特意来到诊室。

女人到了50岁后，脏器功能会相对降低，气血亏虚，阳气不足，所以需要养阳气，调气血。

艾灸有温经散寒，镇痛解痉的作用。

艾灸配穴：鹤顶，内、外膝眼，阳陵泉

配合睡前泡脚。

回访：艾灸后，冷痛减轻，配合睡前泡脚，睡得特别安稳。后经常保健灸。

案例四　艾灸调理女性怕冷

梅梅，女，48岁，看起来比同龄人小很多。她追求美，喜欢养生，也经常会给朋友分享服装搭配技巧，在朋友圈晒养生粥、养生茶、养颜水果。但她有个困惑：夏天再热也不怕，而冬季里的每一天都很难过。

为了让自己暖起来，听说吃红枣活气血，她就买最好的枣，但她吃了会上火；朋友告诉她艾灸能够祛寒，她就去她家附近的艾灸馆灸，但灸后口干舌燥，第二天醒来眼屎糊得眼睛都睁不开，从此她不敢再灸。

对于不同体质的人，艾灸是有讲究的。怕冷，是阳虚气弱的体质。容易上火，内火旺，是阴虚。对于阴阳两虚者，需要滋阴补阳。

艾灸配穴：命门、肾俞、神阙、关元、涌泉。

结合艾草泡脚。泡脚要与艾灸时间相隔两个小时以上。如果上火严重，可将艾灸时间缩短，灸量减少，停一至两天再灸。

梅梅坚持灸了整整一个夏天，回访时梅梅自述艾灸解决了困扰她多年的怕冷问题，如今的她更显精神。

案例五　更年期综合征的调理

许女士，48岁，最近计划换工作，希望将身体调理好，以一个全新姿态入职。最近她的状态实在是太差：停经三个月，情绪不稳，看谁都不顺眼，特别是看老公下班后只顾玩游戏，气就不打一处来，她说有时真想将手机抢过来摔个稀巴烂，大不了离婚；工作方面，也不像前些年那样有干劲，经常烦躁，有时思想难以集中，还时不时冒冷汗。

妇女在绝经前后，内分泌失调，易发生更年期综合征，表现为月经紊乱、潮热、心悸、多汗、头痛、心烦易怒、抑郁、失眠、记忆力下降、思想不集中、性欲减退等。

诊断：更年期综合征

艾灸配穴：命门、肾俞、子宫穴、心俞、太冲

结合心理调适。连续灸两个疗程。

第一次灸后回访：艾灸后特别舒服，情绪稳定。

灸后一个月，月经少量，色暗。继续加强灸。两个疗程后回访：月经量正常，色泽正常。

案例六　艾灸调理子宫肌瘤

黄女士，48岁，经常腰痛，两年前通过社区体检查出了子宫肌瘤。由于肌瘤小，黄女士听说绝经后子宫肌瘤会慢慢萎缩的，便不

着急这事，但后来连续两次体检显示，肌瘤以每年 1 厘米的速度增长，她开始着急了。她担心迟迟不绝经，肌瘤会越长越大，于是前来就诊。

子宫肌瘤多发生在育龄期的女性，它的发生跟女性激素有关。在绝经以后，女性激素分泌大幅减少，所以大部分患者在绝经以后子宫肌瘤会明显萎缩。但也不排除其他病变后，子宫肌瘤在绝经以后还是增大。所以提前对子宫肌瘤进行调理是非常必要的。

艾灸配穴：命门、肾俞、八髎、中极、子宫、三阴交

每星期灸三次。

回访：原先腰痛问题没有了，一年后体检，子宫肌瘤没有再增长。

案例七　艾灸调理急性胃肠炎

苗苗，女，20 岁，通常晚上加班后有吃夜宵的习惯。这天，苗苗跟同事下班后在路边摊吃夜宵，半夜突然上吐下泄，肚子绞痛。他们相互搀扶着来到诊室。苗苗是由于饮食不洁引发了急性胃肠炎。急性胃肠炎是胃肠黏膜的急性炎症，临床表现主要为恶心、呕吐、腹痛、腹泻、发热等。本病常见于夏秋季，其发生多由于饮食不当，暴饮暴食；或食入生冷腐馊、秽浊不洁的食物。

先给她喝了藿香正气水，然后艾灸中脘、神阙。

在灸的过程中，症状就明显好转了。

医嘱：清淡饮食，喝温水，饮食忌辛辣，忌食不洁食物。

案例八　艾灸调理自汗症状

小兰，女，35 岁，自述多汗，动则汗出，无其他症状，有时流汗像洗澡一样，湿透全身。

小兰的症状属于自汗，是一种由于阴阳失调、腠理不固，而致汗液外泄失常的病证。

艾灸配穴：大椎、阴郄

大椎灸 15 分钟，阴郄灸 20 分钟。灸后防风，静坐休息 20 分钟。

第二天早晨九点，小兰来艾灸馆反映：汗明显少了。

再次灸大椎、阴郄各半小时。

随访：流汗症状全无。

案例九　艾灸调理盗汗症状

黄先生，42 岁，十几天了，每夜盗汗，有时睡到半夜都会湿透睡衣。

艾灸配穴：灸双手阴郄穴各 20 分钟。

第二天，黄先生表示夜间汗出比平时少很多。继续灸阴郄穴。第六天汗止。

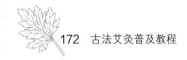

案例十　艾灸调理胃痛

王先生，35 岁，经常胃痛，食多加剧或饥饿引发。

胃痛，多由外感寒邪、饮食所伤、情志不畅和脾胃素虚等病因而引发。胃气郁滞，失于和降是胃痛的主要病机。治疗以理气和胃为大法，根据不同证候，采取相应治法。

辨证：脾胃两虚

治则：温中散寒

艾灸配穴：中脘、天枢、气海、足三里

中脘、天枢、足三里各灸 20 分钟，气海灸 10 分钟，足三里 20 分钟。

第一次艾灸，疼痛立减。第二天下午按原灸方继续艾灸。

灸后胃痛痊愈。

案例十一　艾灸调理肩井痛

万女士，60 岁，自述半年来，右肩作痛，抬臂向后受限，受凉风加重，无外伤红肿。

辨证：气虚血亏，风邪阻络

治则：养气养血，祛风活络

第一次艾灸配穴：阿是穴、肩井、肩胛缝、合谷、曲池、内关

在肩井穴、阿是穴处点灸 30 分钟，合谷、曲池、内关各灸 10

分钟。

第二次加灸阳陵泉、足三里、三阴交 10~15 分钟。

三诊时手臂可抬，受限减轻。

连续灸三次，疼痛全无，臂动自如。

案例十二　艾灸调理泄泻

谭先生，40 岁，腹泻水样便三天。有一天天气热，他走路汗出口渴，喝冷饮一杯后即发生腹鸣腹痛腹泻，一天泻六次之多，饮食不进，口渴，尿少，色黄，肛门灼痛，精神不佳，四肢无力。

诊断：暑湿泻

治则：清热化湿，通调脏腑气

第一次艾灸配穴：中脘、天枢、足三里、神阙、阳陵泉

第二次加灸支沟、大肠俞。

继续按以上灸方艾灸两次后回访，已经康复。

案例十三　艾灸调理嗳气呕吐

冯女士，28 岁，嗳气吐清水数年。因工作原因长期饮食不定，后慢慢感觉吃一点便觉饱胀，不适，出现腹部隐痛，嗳气，进食吐食，喝水吐水，遇风寒冷气候也吐，吐完为止。腹内无食则会干呕。精神萎靡，一天天消瘦。

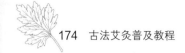

诊断：胃虚呕吐

呕吐，是胃失和降，气逆于上所致的一种病证，可出现在许多疾病的过程中。治疗以和胃降逆为原则，但须根据虚实情况不同灵活处理。

治则：扶阳益气，降逆和胃

第一次艾灸配穴：足三里、中脘、脾俞、期门、关元

足三里、中脘、关元各灸20分钟，期门10分钟，脾俞15分钟。

自述灸完第一次，比之前有力气了。

第二次艾灸配穴：上脘、气海、内关、公孙

上脘20分钟，气海15分钟，内关、公孙各10分钟。

自述灸后疼痛无，嗳气变少。

第三次艾灸配穴：巨阙、胃俞、间使、章门、天枢

每穴时间不等，以感觉热为准。

第一、二、三次艾灸配方反复灸半个月，症状全部消失。

案例十四　艾灸调理偏头痛

黄女士，52岁，自诉右侧偏头痛3年。因一次生气，又受风寒，出现右头痛反复发作，时轻时重，下午疼痛加剧或有刺痛感，偶尔会牵引到额头及耳前后痛。少寐多梦，耳鸣等。

诊断：少阳头痛（神经性头痛）

治则：通经活络，疏风止痛

第一次艾灸配穴：头维、率谷、外关、足临泣

第一次灸后精神状态良好。

第二次艾灸配穴：太阳、角孙、风池、侠溪

第二次灸后感觉又有好转。

上述灸方连续灸 10 次后，偏头痛已痊愈。

后来自己要求做保健灸。

案例十五　艾灸调理脾肾两虚引发的腰痛

蒋先生，45 岁，2 个月前突感腰痛，自腰沿臀部向左下肢外侧放射至足部，咳则加剧，痛不能翻身。

辨证：脾肾两虚，经脉失养

治则：健脾补肾，濡养经脉

艾灸配穴：肾俞、足三里、环跳、阳陵泉

肾俞灸 30 分钟，足三里、环跳各灸 15 分钟，阳陵泉 10 分钟。

当天灸后症状减轻，第二天继续艾灸，另加点按委中。自述睡觉可以翻身，但仍有放射性疼痛感。

继续灸四次，疼痛全无。

后保健灸三次。

案例十六　艾灸调理风寒引发的腰痛

江女士，65 岁，有腰痛史，平时气候变化时易发，最近因受凉，

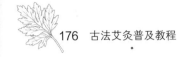

腰腿痛不能转侧，走路时疼痛加剧。

辨证：肾气亏损，寒侵经络

治则：益肾散寒，疏通经络

艾灸配穴：肾俞、大肠俞、命门、腰阳关

肾俞、命门各灸 20 分钟，腰阳关灸 15 分钟，大肠俞灸 10 分钟。

灸完即觉疼痛减轻，走路轻盈。

继续灸六次，腰腿痛症状全无。

案例十七　艾灸调理面游风

王女士，50 岁，患面游风，头部及右面颊痒，几日后皮肤变浅红，有点肿，易生气烦躁。

面游风又名白屑风、钮扣风，是一种皮肤油腻瘙痒潮红或起白屑的慢性皮肤病。

辨证：肝郁气滞，风热之邪居少阳、阳明

治则：清热祛风

艾灸配穴：百会、风池、翳风、太阳、地仓、合谷

灸百会 6 分钟，风池、翳风、太阳各 5 分钟，地仓、合谷各 10 分钟。

第一次灸后没有感觉，心情好点。

第二次艾灸，加内关 10 分钟，头维 5 分钟。

第三天早晨感觉面色好转。

又灸四次，症状全部消失。

案例十八　艾灸调理腹痛

范先生，30岁，腹痛近三个月，右少腹疼痛，腰感觉凉，腹内有胀气，大便不成形。

辨证：脾胃阳虚，虚寒

治则：补益脾肾，温中祛寒

第一次艾灸配穴：中脘、气海、关元、足三里

中脘、关元各灸30分钟，足三里灸20分钟，气海灸10分钟。

灸后舒适，疼痛感立刻减轻。

第二次艾灸配穴：加灸天枢15分钟，三阳交8分钟。

灸后腰部感觉热，大便成形。

连续灸六次，之前症状全无。后随访一年多，没有再发生疼痛，偶尔自己会做保健灸。

第七章 艾灸临床常用穴位及功能主治

（以拼音先后排序）

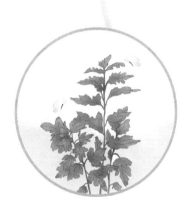

B

八风穴

【取穴】足 5 趾各趾间缝纹头尽处即为此穴。

【功能主治】主治足跗肿痛，脚弱无力，头痛，牙痛，疟疾，毒蛇咬伤，足趾青紫症，月经不调。

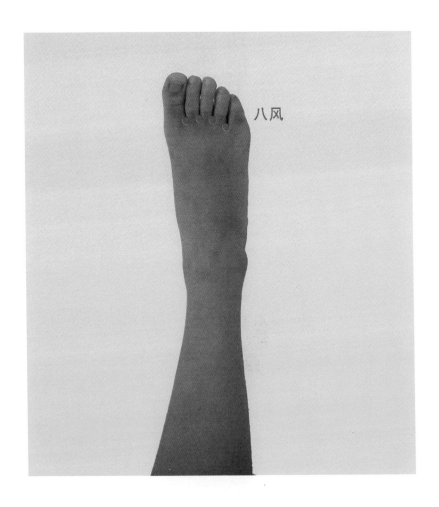

八风

八髎穴

【取穴】八髎即八个穴位：上髎、次髎、中髎、下髎各一对，分别在第一、二、三、四骶后孔中。上髎穴在正对第一骶后孔中。次髎穴在正对第二骶后孔中。中髎穴在正对第三骶后孔中。下髎穴在正对第四骶后孔中。

【功能主治】上髎穴主治月经不调，带下，遗精，阳痿，阴挺，大小便不利；腰脊痛。

次髎穴主治月经不调，痛经，带下，小便不利，遗尿，遗精，阳痿；腰痛，下肢痿痹。

中髎穴主治月经不调，带下，小便不利；便秘，泄泻；腰痛。

下髎穴主治小腹痛，腰骶痛；小便不利，带下，便秘。

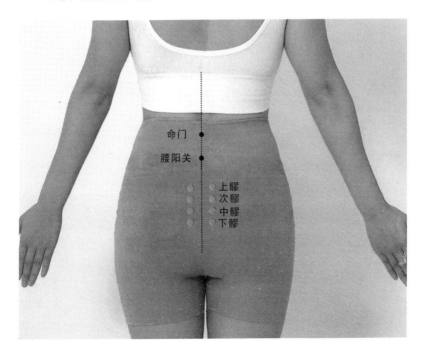

八邪穴

【取穴】伸臂俯掌，手背掌指关节前，第1至第5指间的缝纹端后方掌背交界线（即赤白肉际处），即为此穴，左右共8个。

【功能主治】主治手背肿痛，手指麻木，头项强痛，咽痛，齿痛，目痛，烦热，毒蛇咬伤。

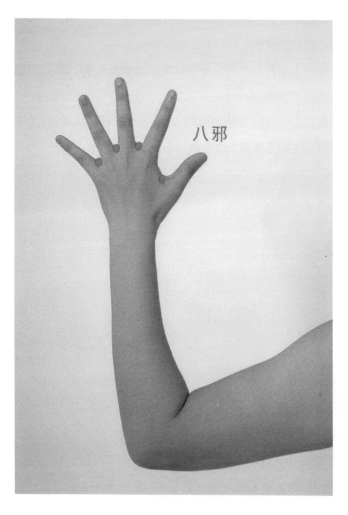

百会穴

【取穴】在头部，前发际正中直上 5 寸，按压有凹陷处，即为此穴。

【功能主治】主治头风，头痛，眩晕，耳鸣；中风，痴呆，癫狂痫，癔病，瘰疬；失眠，健忘；脱肛，阴挺，腹泻。

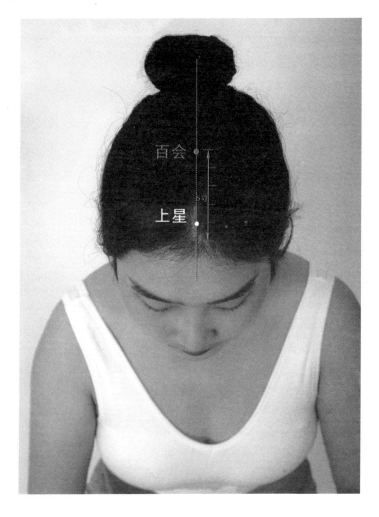

C

承山穴

【取穴】在小腿后区，腓肠肌两肌腹与肌腱交角处，当伸直小腿或足跟上提时，腓肠肌肌腹下出现尖角凹陷处即是。

【功能主治】主治痔疾，便秘，腰腿拘急疼痛，足跟痛，脚气。

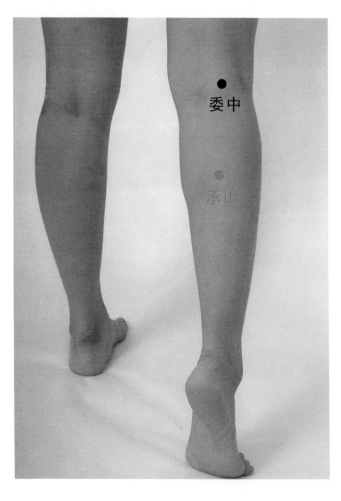

尺泽穴

【取穴】在肘区，肘横纹上，肱二头肌腱桡侧凹陷中。

【功能主治】主治咳嗽，气喘，咳血，咽喉肿痛，潮热，肺部胀满，急性吐泻，中暑，小儿惊风；对皮肤痒、过敏、肘臂挛痛等有很好的调理作用。

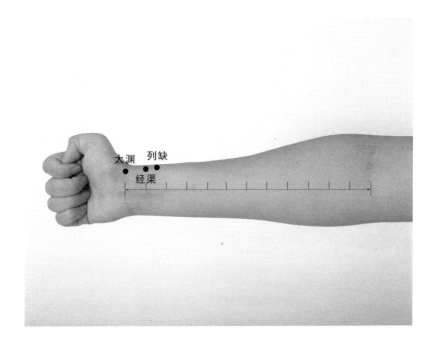

D

大包穴

【取穴】在胸外侧区，第6肋间隙，在腋中线上，按压有酸胀感处即为此穴。

【功能主治】主治咳嗽，气喘；胸胁痛，全身疼痛，四肢乏力；生理性涨奶；中风，手不能拉平或握拳。

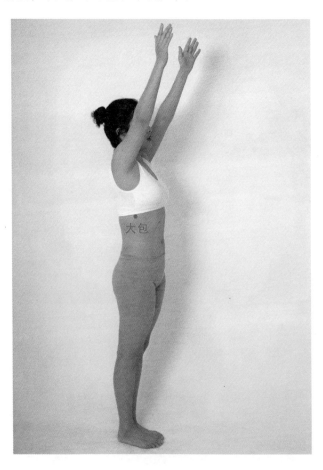

大肠俞穴

【取穴】在脊柱区，第 4 腰椎棘突下，后正中线旁开 1.5 寸。

【功能主治】主治腰痛；腹胀，泄泻，便秘，痢疾，痔疾。

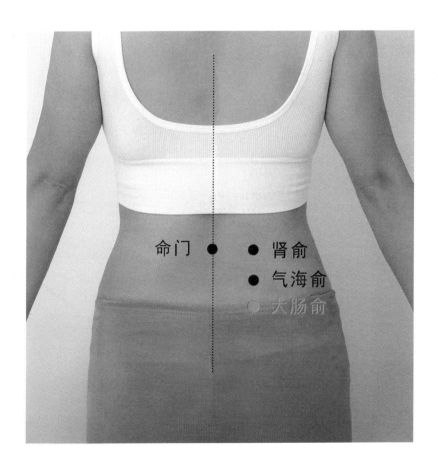

大杼穴

【取穴】在脊柱区，第1胸椎棘突下，后正中线旁开1.5寸，按压有酸胀感处即为此穴。

【功能主治】主治咳嗽，发热，鼻塞，头痛，喉痹，肩胛酸痛，颈项强急。

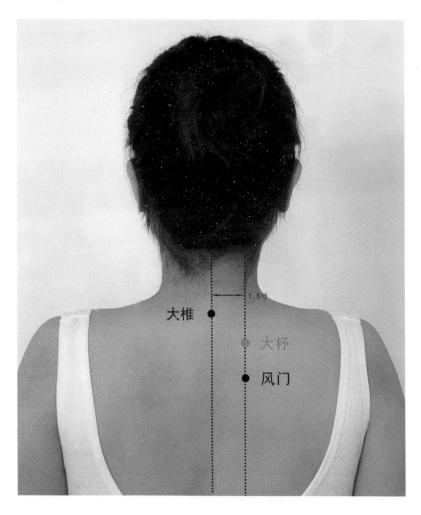

大椎穴

【取穴】低头，可见颈背部交界处椎骨有一高突，并能随颈部左右摆动而转动者即是第 7 颈椎，其棘突下凹陷处即为此穴。

【功能主治】主治项强，脊痛；恶寒发热，咳嗽，气喘，骨蒸潮热，热病，疟疾；胸痛；癫狂痫，小儿惊风；风疹，痤疮。

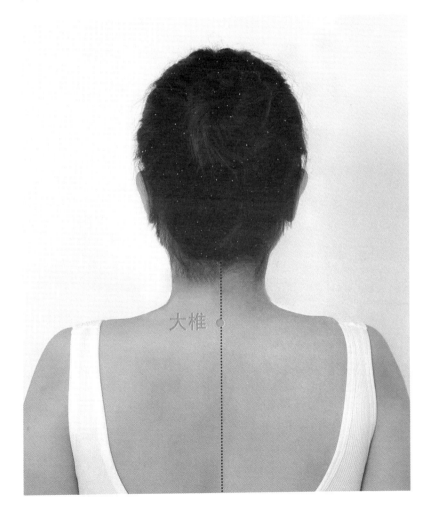

带脉穴

【取穴】双臂上举，取一线通过脐中沿水平线绕腰腹一周，与腋中线相交，按压有酸胀感处，即为此穴。

【功能主治】主治带下，月经不调，阴挺，经闭，疝气，小腹痛；胁痛，腰痛。

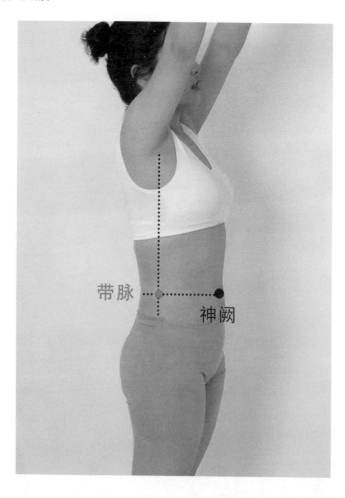

膻中穴

【取穴】在胸部，横平第 4 肋间隙，前正中线上。

【功能主治】主治胸闷，胸痛，心痛，心悸；咳嗽，气喘；呃逆，呕吐，噎膈；乳少，乳痈，乳房胀痛。

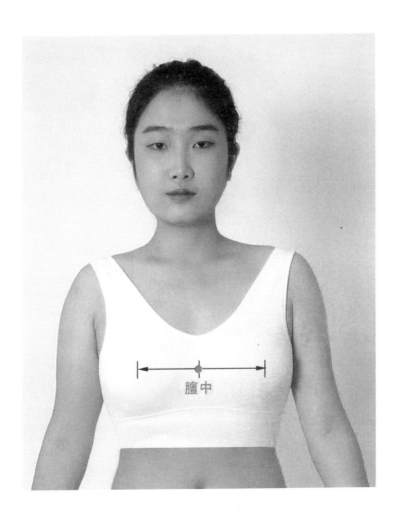

地仓穴

【取穴】在面部，目正视，瞳孔直下，口角旁开 0.4 寸。

【功能主治】主治口角歪斜，流涎；面痛，齿痛。

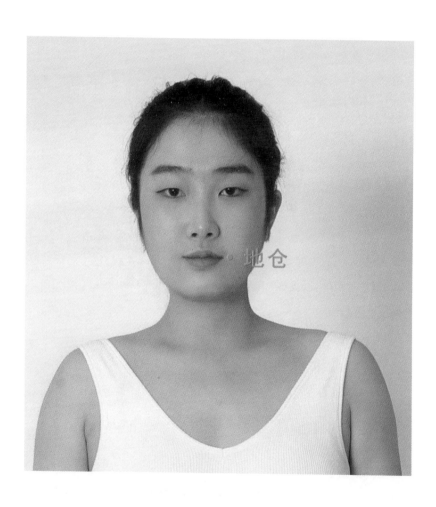

定喘穴

【取穴】大椎旁开 0.5 寸处。

【功能主治】主治哮喘，咳嗽，落枕，肩背痛，上肢疼痛不举，荨麻疹。

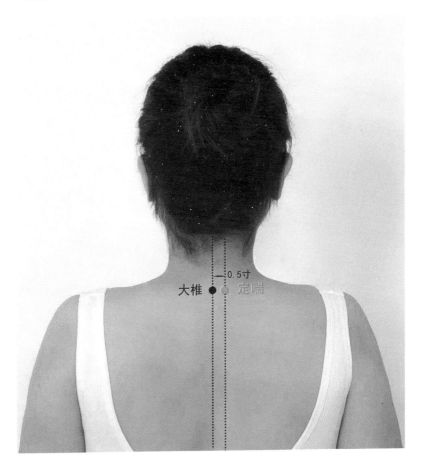

F

肺俞穴

【取穴】在脊柱区，第 3 胸椎棘突下，后正中线旁开 1.5 寸，按压有酸胀感处即为此穴。

【功能主治】主治咳嗽，气喘，咳血，痰多，鼻塞；胸满，腰脊痛；骨蒸潮热，盗汗；皮肤瘙痒，瘾疹。

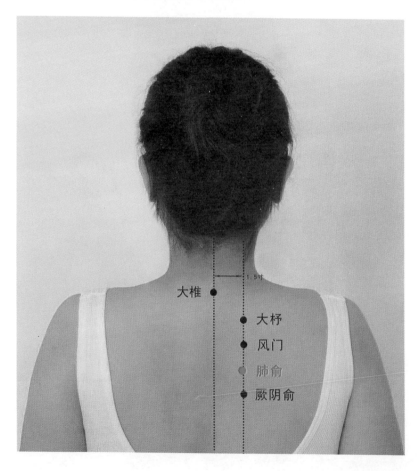

丰隆穴

【取穴】小腿外侧，外踝尖上 8 寸，胫骨前肌处缘，条口旁开 1 寸，按压有沉重感处，即为此穴。

【功能主治】主治头痛，眩晕，癫狂，痫证；咳嗽，痰多，哮喘，咽喉肿痛，大便难；下肢痿痹，肿痛。

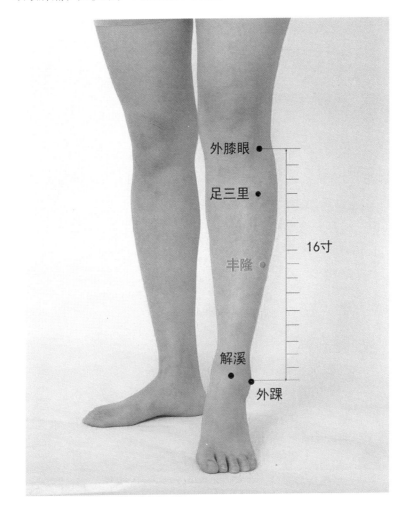

风池穴

【取穴】在后头骨下两条大筋外缘陷窝中，大致与耳垂齐平处，用力按压有酸胀、脑部沉重感，即为此穴。

【功能主治】主治头痛，眩晕，失眠，癫痫，中风；目赤肿痛，视物不明，鼻塞，鼻衄，鼻渊，耳鸣，咽喉肿痛；感冒，热病；颈项强痛。

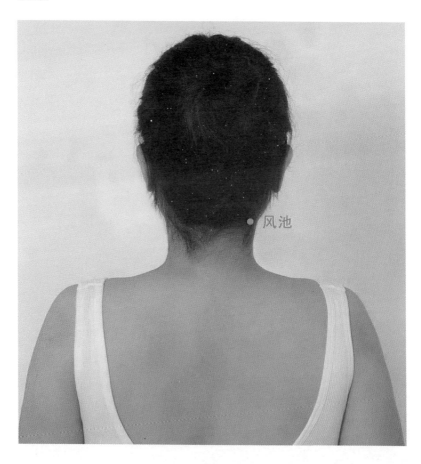

风门穴

【取穴】先确定大椎穴的位置，由大椎往下推 2 个椎骨（即第 2 胸椎），其棘突下缘旁开 1.5 寸，按压有酸胀感处即为此穴。

【功能主治】主治伤风，发热，咳嗽；头痛，项强，肩背痛。

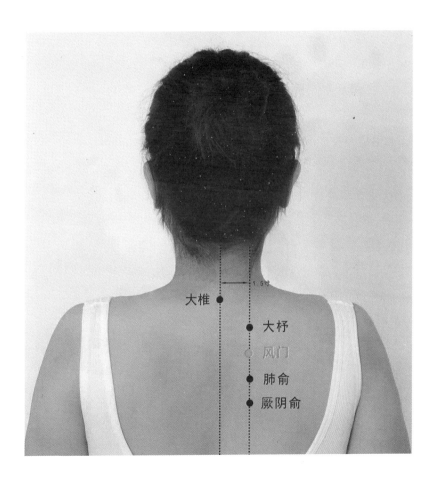

风市穴

【取穴】在股部，髌底上 7 寸。直立垂手，掌心贴于大腿时，中指尖所指凹陷中，髂胫束后缘即为此穴。

【功能主治】主治下肢痿痹，脚气，遍身瘙痒。

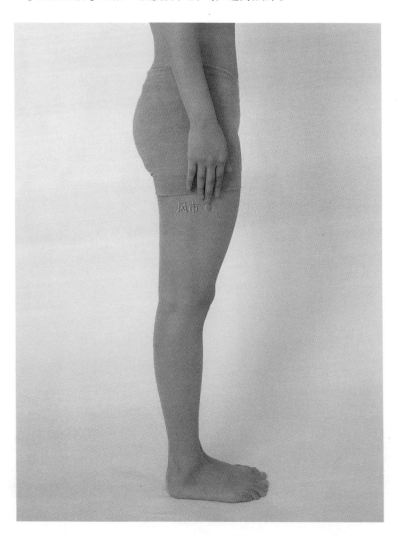

G

肝俞穴

【取穴】在脊柱区，第 9 胸椎棘突下，后正中线旁开 1.5 寸，按压有酸胀感处即为此穴。

【功能主治】主治黄疸，胁痛，脊背痛；目赤，目视不明，夜盲；吐血，衄血，眩晕，癫狂痫。

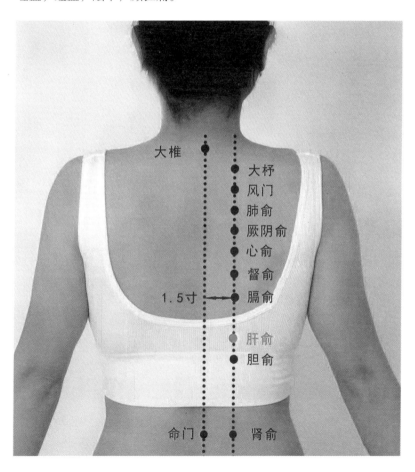

膏肓穴

【取穴】在脊柱区，第4胸椎棘突下，后正中线旁开3寸，按压有酸胀感处即此穴。

【功能主治】主治咳嗽，气喘，骨蒸盗汗，肺痨；健忘，不寐，头晕目眩，遗精；羸瘦，虚劳；肩背痛。

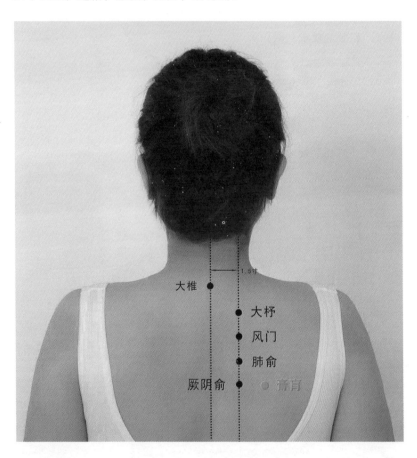

膈俞穴

【取穴】在脊柱区，第 7 胸椎棘突下，后正中线旁开 1.5 寸，按压有酸胀感处即为此穴。

【功能主治】主治胃脘痛，呕吐，呃逆，饮食不下，便血；咳嗽，气喘，吐血，潮热，盗汗；瘾疹，瘙痒。

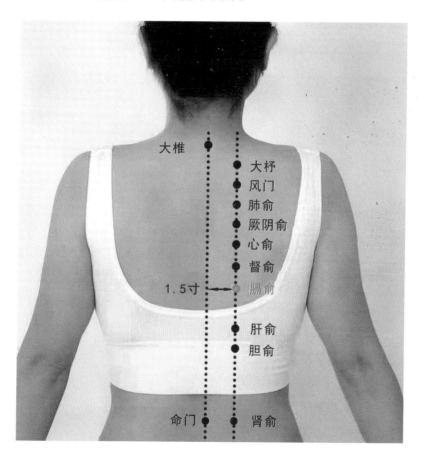

公孙穴

【取穴】在跖区，第1跖骨底的前下缘赤白肉际处。按压有酸胀感处即为此穴。

【功能主治】主治妇科病，如痛经、不孕、带下、月经不调、子宫内膜炎等；头面浮肿，眼睑肿胀，红眼病，急性结膜炎；胃痛呕吐，胸膜炎，饮食不化，肠鸣，痢疾，泄泻，多饮，腹中切痛，肠出血，腹虚胀如鼓；寒热，自汗，失眠，烦心，发狂妄言，嗜睡。

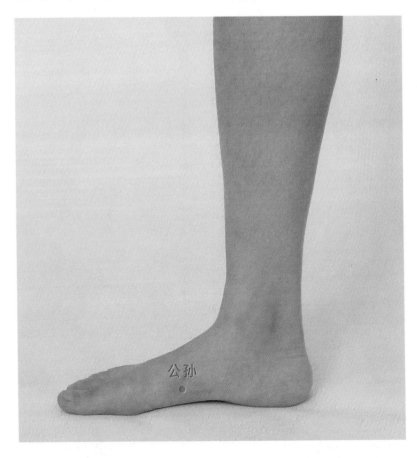

关元穴

【取穴】在下腹部，脐中下 3 寸，前正中线上。

【功能主治】本穴有强健作用，为保健要穴。主治中风脱证，虚劳冷惫，羸瘦无力；少腹疼痛，腹泻，痢疾，脱肛，疝气；遗精，阳痿，早泄，尿闭，尿频；月经不调，带下，痛经，经闭，崩漏，带下，阴挺。

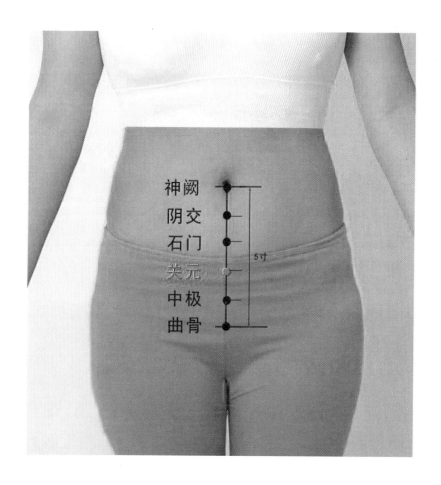

归来穴

【取穴】从耻骨联合上缘中点沿前正中线向上一横指，再水平旁开 2 寸，按压有酸重沉闷感处即为此穴。

【功能主治】主治腹痛，虚弱，畏寒，疝气；月经不调，不孕，带下，白带过多，附件炎，子宫内膜炎，闭经；阴挺，遗精，阳痿等。

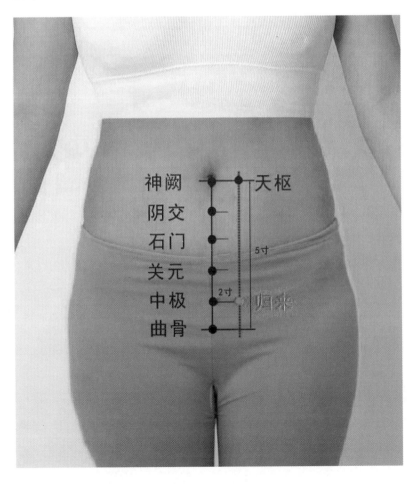

H

合谷穴

【取穴】在手背第一、二掌骨之间，第二掌骨桡侧的中点处。按压有酸胀感处即为此穴。

【功能主治】合谷穴为全身反应的最大刺激点，可以降低血压，镇静神经，调整机能，开关节而利痹疏风，行气血而通经清瘀；能治头面的各种症状：目赤肿痛、咽喉肿痛、失音、鼻衄、齿痛、口眼歪斜、耳鸣、耳聋、痄腮；对于热病、无汗、多汗都可艾灸和揉按；能治疗一些妇产科系统的疾病，如痛经、闭经等；对于各种痛症都有疗效。

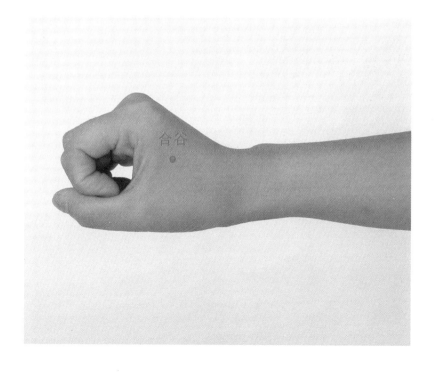

鹤顶穴

【取穴】在膝关节上，髌骨上缘正中可触及一凹陷处，按压有酸胀感，即为此穴。

【功能主治】主治膝痛，鹤膝风；腿足无力，瘫痪；脚气。

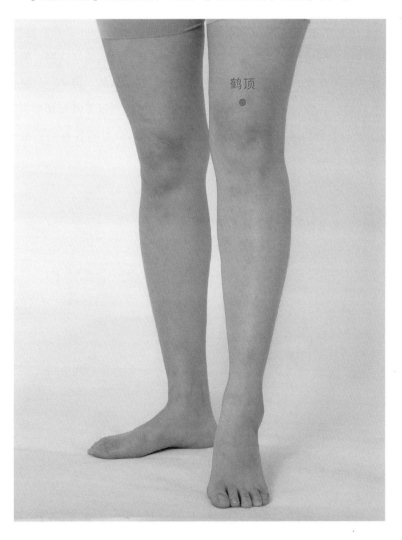

环跳穴

【取穴】在臀区，股骨大转子最凸点与骶管裂孔连线的外三分之一交点处。

【功能主治】主治下肢痿痹，半身不遂，腰腿胯疼痛，挫闪腰疼，膝踝肿痛不能转侧；遍身风疹。

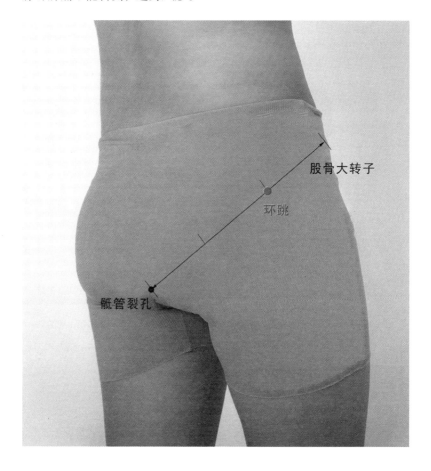

J

颊车穴

【取穴】在面部，上下齿咬紧时，隆起的咬肌高点处，按之凹陷、有酸胀感，即为此穴。

【功能主治】主治口眼歪斜，颊肿，齿痛，牙关紧闭，失音，颈项强痛。

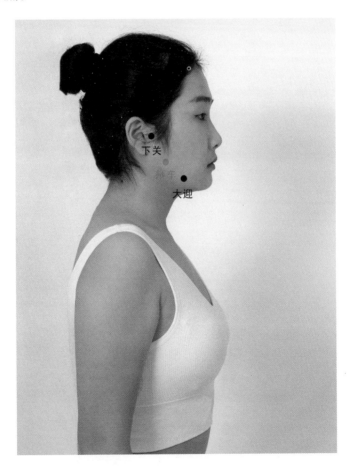

间使穴

【取穴】在前臂前区，腕掌侧无端横纹上 3 寸，掌长肌腱与桡侧腕屈肌腱之间，按压有酸胀感处即为此穴。

【功能主治】主治心痛，心悸；胃痛，呕吐；热病，烦躁，疟疾；癫狂痫；腋肿，肘挛，臂痛。

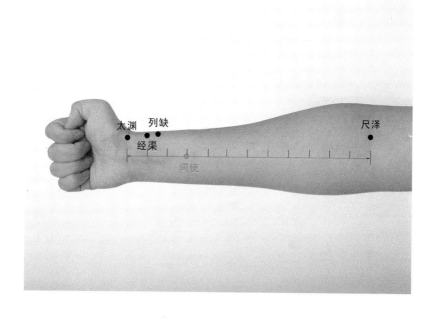

肩井穴

【取穴】先确定大椎穴与肩峰最高点（肩部最高骨）的位置，再取两者连线的中点，在两筋之间，按压有明显酸胀感处即为此穴。

【功能主治】主治头痛，眩晕；颈项强痛，肩背疼痛，上肢不遂；瘰疬；乳痈，乳汁不足，难产，胞衣不下。

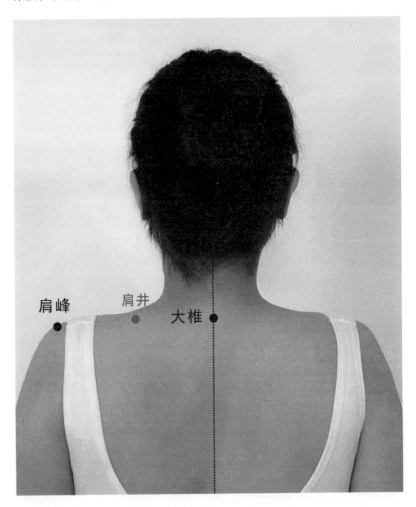

肩髎穴

【取穴】用力握拳，屈肘，上臂外展，可见三角肌鼓起，在其后下缘肩缝（肩部最高点）直下处有凹陷沟，按压有酸胀感处即为此穴。

【功能主治】主治臂痛，肩重不能举。

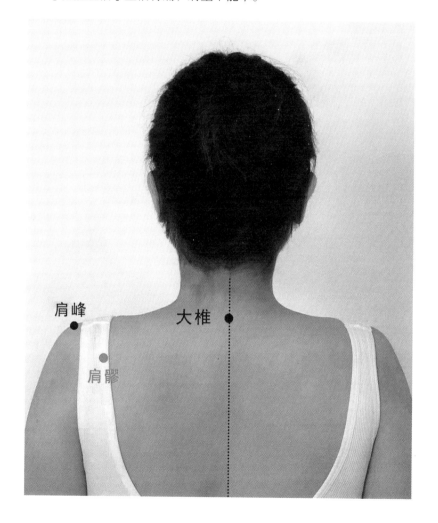

肩髃穴

【取穴】上臂外展，在肩部高骨（锁骨肩峰端）外，可见肩关节上出现两个凹陷，前面的凹陷处即为此穴。

【功能主治】主治肩臂疼痛，手臂挛急，肩中热，半身不遂，风热瘾疹，瘰疬诸瘿。

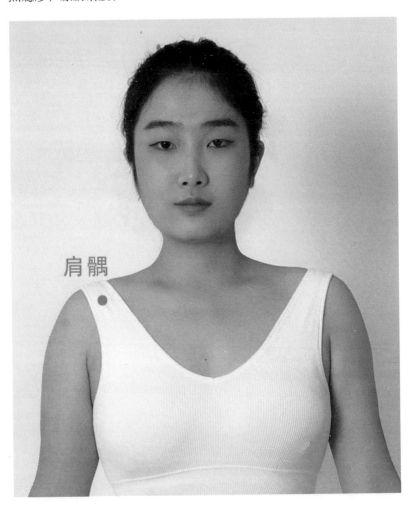

角孙穴

【取穴】在头部，耳尖正对发际处，张口时有一凹陷处即为此穴。

【功能主治】主治头痛，项强；目赤肿痛，耳部肿痛，目翳；齿痛，唇燥，疟腮。

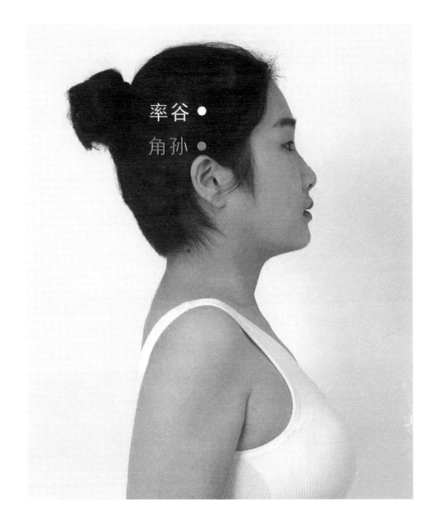

巨阙穴

【取穴】在上腹部，脐中上 6 寸，前正中线上。

【功能主治】主治胸闷，胸痛，心痛，心烦，心悸；咳逆上气，腹胀暴痛，呕吐，呃逆，噎膈，吞酸，黄疸，泄利，腹胀；尸厥，癫狂，痫证，健忘。

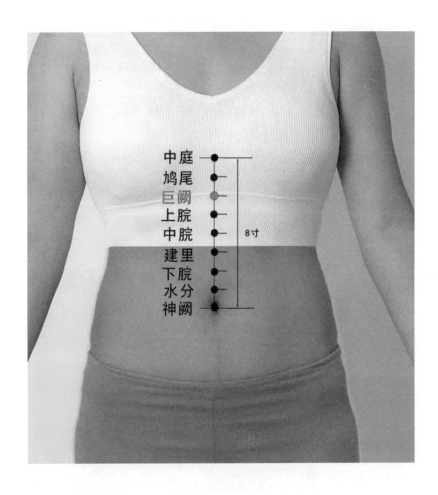

L

梁门穴

【取穴】取肚脐与胸剑联合连线的中点，再水平旁开 2 寸，按压有酸胀感处即为此穴。

【功能主治】主治胃疼，呕吐，食欲不振，大便溏。

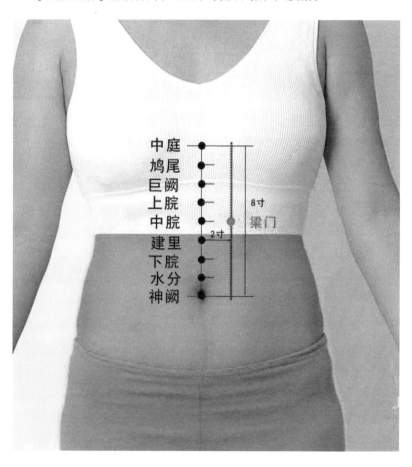

列缺穴

【取穴】在前臂，腕掌侧远端横纹上 1.5 寸，拇指伸肌腱与拇指长伸肌腱之间，拇长肌腱沟的凹陷中。

【功能主治】主治咳嗽，气喘，咽喉肿痛；对头部、颈项及口眼歪斜有很好的调理作用，对任何热病均具有良好的退热效果；可以调理食道痉挛；经常掐、按、灸此穴，对于三叉神经痛、颜面神经麻痹、桡骨部肌炎、咳嗽、哮喘、鼻炎、齿痛、脑贫血、健忘、惊悸、半身不遂等病症，可以起到显著的保健调理的效果；现代常用于治疗感冒、支气管炎、神经性头痛、落枕、腕关节及周围软组织疾患等。

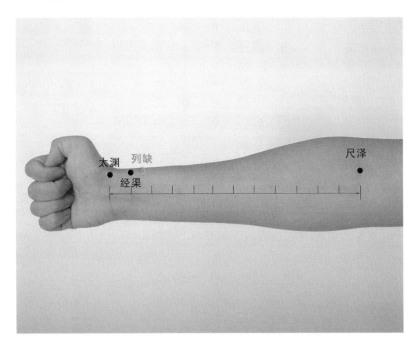

M

命门穴

【取穴】在脊柱区，第 2 腰椎棘突下凹陷中，后正中线上。

【功能主治】主治腰痛，下肢痿痹；遗精，阳痿，早泄，月经不调，赤白带下，遗尿，尿频；泄泻。

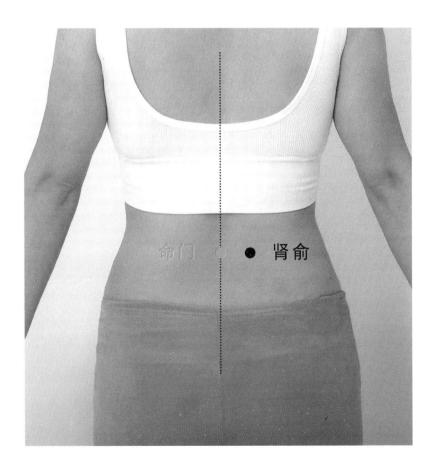

N

内关穴

【取穴】在前臂前区，腕掌侧无端横纹上 2 寸，掌长肌腱与桡侧腕屈肌腱之间。

【功能主治】主治心痛，心悸，胸闷，胸痛；胃痛，呕吐，呃逆；胁痛，胁下痞块；中风，失眠，眩晕，郁证，癫狂痫，偏头痛；热病；肘臂挛痛。

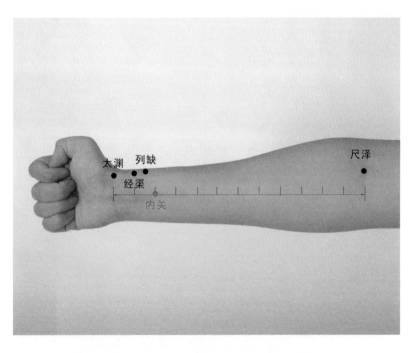

内庭穴

【取穴】在足背，第二、三趾间，趾蹼缘后方赤白肉际处，按压有酸胀感处即为此穴。

【功能主治】清胃泻火，调气通经。主治齿痛，口喝，咽喉肿痛，鼻衄等五官热性病证；胃病吐酸，腹痛胀腹，泄泻，痢疾，便秘等肠胃病证；足背肿痛；热病。

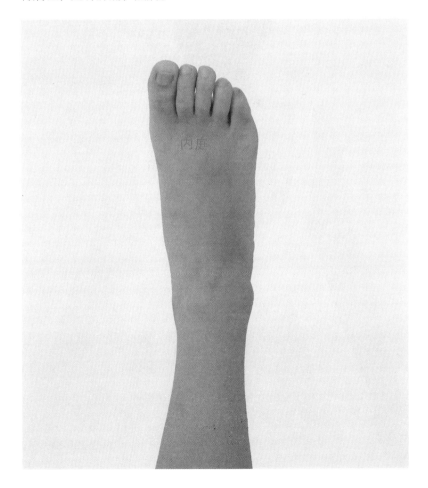

P

脾俞穴

【取穴】在脊柱区，第 11 胸椎棘突下，后正中线旁开 1.5 寸。

【功能主治】主治腹胀，呕吐，泄泻，痢疾，便血，纳呆，食不化；水肿，黄疸；咳嗽痰多；胁痛，背痛，怠惰嗜卧。

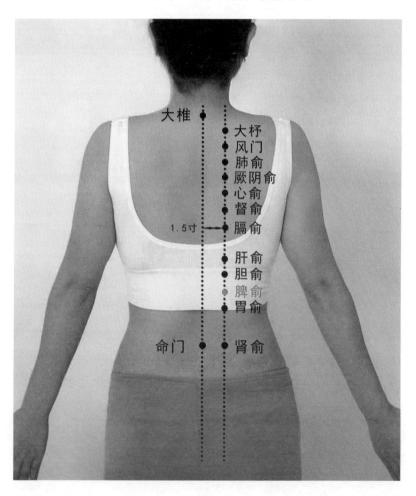

Q

期门穴

【取穴】在胸部，第 6 肋间隙，前正中线旁开 4 寸。

【功能主治】主治胸胁胀痛，乳痈；呕吐，吞酸，呃逆，腹胀，腹泻，饥不欲食；伤寒热入血室，胸中热，咳喘，疟疾；奔豚。

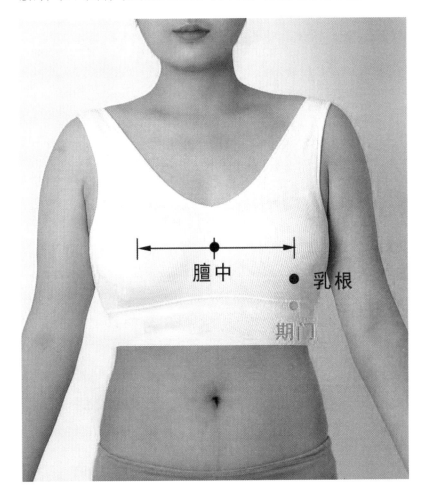

气海穴

【取穴】在下腹部，脐中下 1.5 寸，前正中线上。

【功能主治】本穴有强壮作用，为保健要穴。主治中风脱证，形体羸瘦，脏气衰惫；腹痛，泄泻，痢疾，便秘；小便不利，遗尿；遗精，阳痿，滑精；月经不调，闭经，崩漏，带下，阴挺；水肿，气喘。

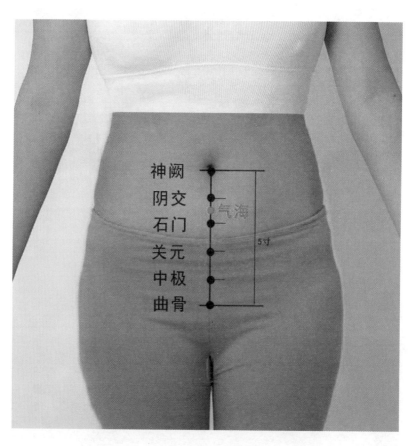

气海俞穴

【取穴】在脊柱区，第 3 腰椎棘突下，后正中线旁边开 1.5 寸，按压有酸胀感处即为此穴。

【功能主治】腰痛，腿膝不利，痛经，痔漏。

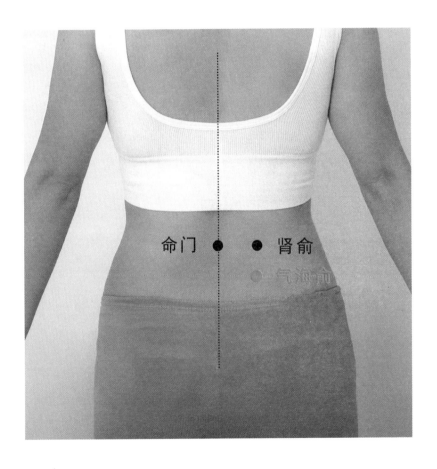

曲池穴

【取穴】屈肘成直角，肘弯横纹尽头处即为此穴。

【功能主治】此穴对大肠功能障碍、肠炎、肚腹绞痛、吐泻、痢疾等，有很好的治疗效果；清热解毒，对湿疹、瘾疹等，可以缓解其皮肤过敏、瘙痒等症状；并能够凉血润燥，缓解咽喉肿痛、齿痛、目赤痛。现代临床常用来治疗手臂痹痛、瘰疬、上肢不遂等。

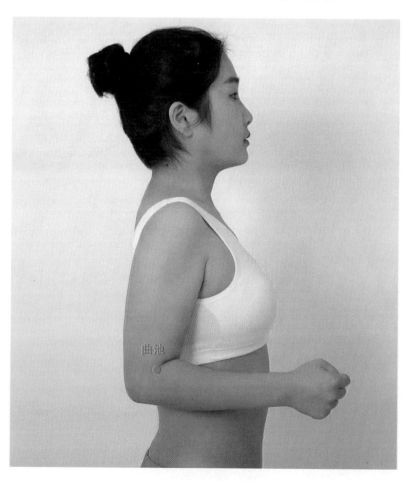

R

乳根穴

【取穴】从乳头（乳头距前正中线 4 寸，所在间隙平第 4 肋间隙）沿垂直线向下摸 1 个肋间隙（即在第 5 肋间隙），按压有酸胀感处即为此穴。

【功能主治】主治乳痈，乳汁不足；咳嗽，气喘；胸痛，胸闷；对丰胸有一定作用。

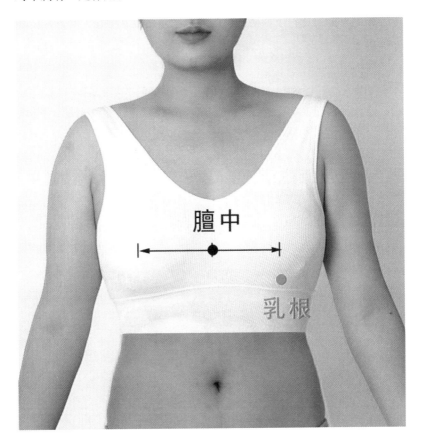

S

三阴交穴

【取穴】在小腿内侧，内踝尖上 3 寸，胫骨内侧缘后际，按压有酸胀感处即为此穴。

【功能主治】此穴为生殖病专穴。主治肠鸣、腹胀、腹泻等脾胃虚弱诸症；月经不调、带下、崩漏、阴挺、经闭、痛经、不孕、滞产、遗精、阳痿、遗尿、疝气、小便不利等生殖泌尿系统疾患；心悸，失眠，高血压；下肢痿痹，脚气；阴虚诸症；湿疹，荨麻疹，神经性皮炎。

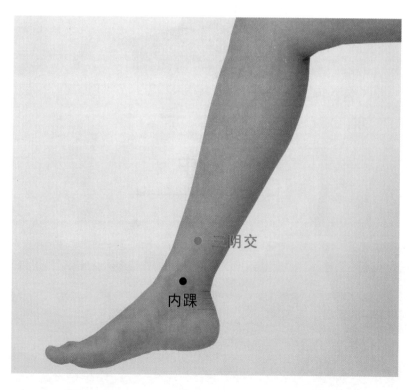

上巨虚穴

【取穴】在小腿外侧，外膝眼下 6 寸，外膝眼与解溪连线上。

【功能主治】主治肠鸣、腹痛、腹泻、便秘、肠痈等肠胃疾患；下肢痿痹，膝痛；肚脐以上硬块，乳痈。

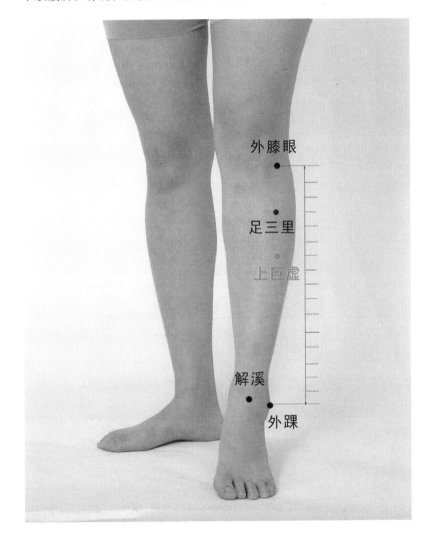

上脘穴

【取穴】在上腹部，脐中上 5 寸，前正中线上。

【功能主治】主治胃痛，腹胀，纳呆，腹痛，呕吐，呃逆；癫痫。

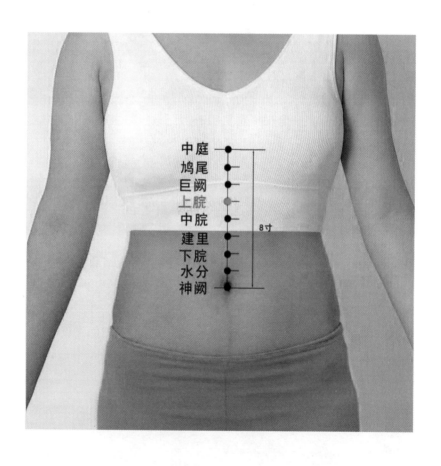

上星穴

【取穴】在头部，前发际正中直上 1 寸。

【功能主治】主治头痛，目痛，鼻渊，鼻衄；热病，疟疾；癫狂。

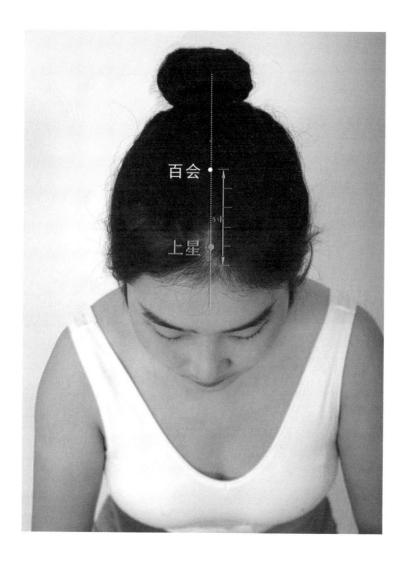

身柱穴

【取穴】从第七胸椎向上摸 4 个椎体（即第 3 胸椎），该椎体棘突下凹陷处即为此穴。

【功能主治】主治腰脊强痛；身热头痛，咳嗽，气喘；惊厥，癫狂痫；疔疮发背。小儿艾灸身柱穴有助于骨骼健全，促进发育，增强抵抗力。

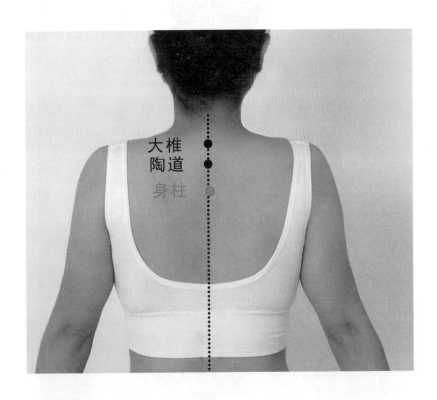

神阙穴

【取穴】在脐区，脐中央。

【功能主治】主治腹痛，腹胀，腹中虚冷，水肿，泻痢，便秘，小便不禁，五淋，脱肛；中风脱证，尸厥，四肢厥冷，风痫；妇女不孕，产后尿潴留；角弓反张，形惫体乏；现代常用于治疗胃炎，肠炎，痢疾，尿潴留。能温阳救逆，利水固脱，健运脾阳，和胃理肠，开窍复苏。

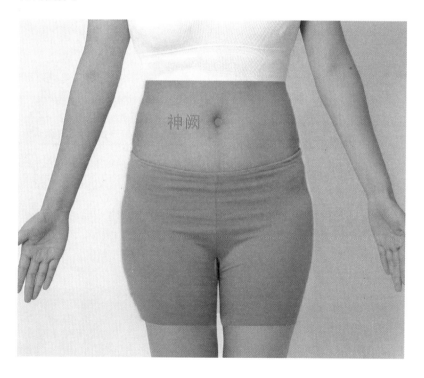

肾俞穴

【取穴】在脊柱区，第 2 腰椎棘突下，后正中线旁开 1.5 寸，按压有酸胀感处即为此穴。

【功能主治】主治遗精，阳痿，月经不调，带下，遗尿，尿闭，小便频数，小便不利，水肿；目昏，耳鸣，耳聋；气喘少气，五劳七伤，消渴，五更泄泻；腰膝酸痛。

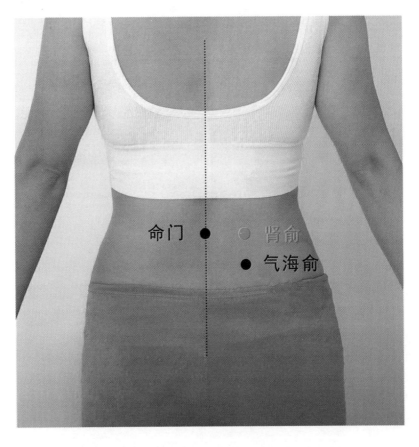

手三里穴

【取穴】在前臂，肘横纹下 2 寸，在阳溪穴与曲池穴连线上。

【功能主治】腹胀，吐泻，齿痛，失喑，颊肿，瘰疬，偏瘫，手臂麻痛，肘挛不伸，眼目诸疾。

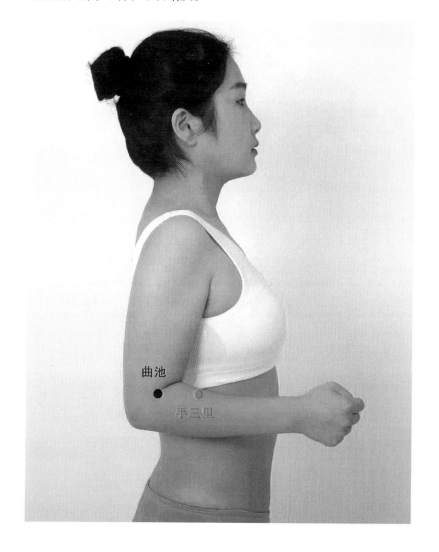

率谷穴

【取穴】在头部，耳尖直上入发际 1.5 寸处。

【功能主治】主治偏正头痛，眩晕，耳鸣，耳聋；小儿急、慢惊风；呕吐。

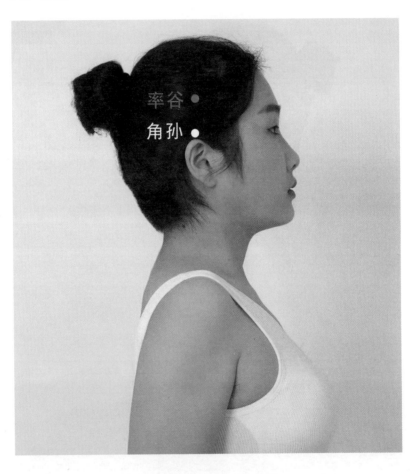

水分穴

【取穴】仰卧或正坐位。从肚脐起沿腹部前正中线直上 1 横指处即为此穴。

【功能主治】主治泄泻，腹痛，反胃，吐食；水肿，小便不通。

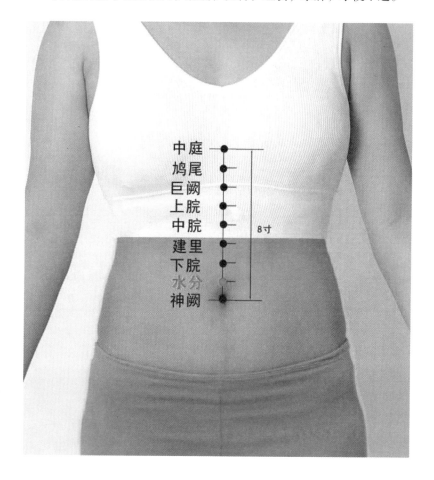

四缝穴

【取穴】伸臂仰掌，第 2 指至第 5 指的第 1 指关节横纹中点处即为此穴。

【功能主治】主治小儿疳积；百日咳；肠虫症，小儿腹泻。

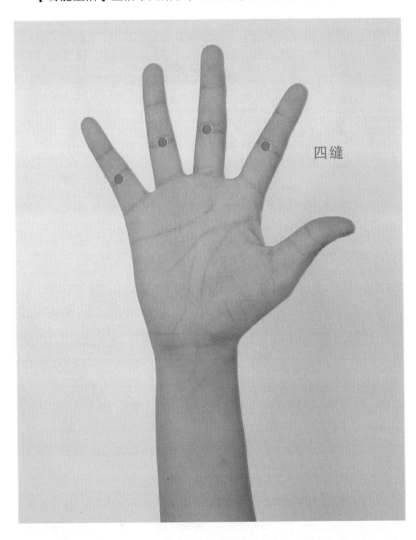

四缝

T

太冲穴

【取穴】在足背，第一、二跖骨间，跖骨底结合部前方凹陷中，或触及动脉搏动处，可感有一凹陷处即为此穴。

【功能主治】主治中风，癫狂痫，小儿惊风；头痛，眩晕，耳鸣，目赤肿痛，口㖞，咽痛；月经不调，痛经，经闭，崩漏，带下；胁痛，腹胀，呕逆，黄疸；癃闭，遗尿；下肢痿痹，足跗肿痛。

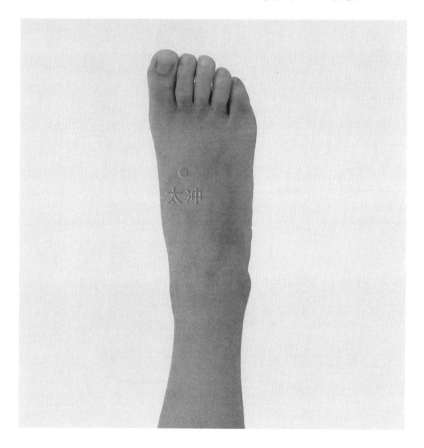

太溪穴

【取穴】在踝区，内踝尖与跟腱之间的凹陷中。

【功能主治】主治月经不调，遗精，阳痿，小便频数，消渴，泄泻；头痛，目眩，耳聋，耳鸣，咽喉肿痛，齿痛，失眠，健忘；咳喘，咳血；腰脊痛，下肢痹痛厥冷，下肢不遂，内踝及足跟肿痛。

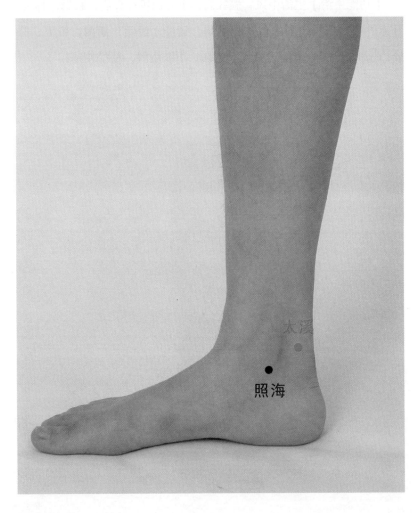

太阳穴

【取穴】在头部，眉梢与目外眦之间，向后约一横指的凹陷中，用力按压有明显酸胀感，即为此穴。

【功能主治】主治目赤肿痛，目眩，目涩；偏正头痛，口眼歪斜，牙痛。

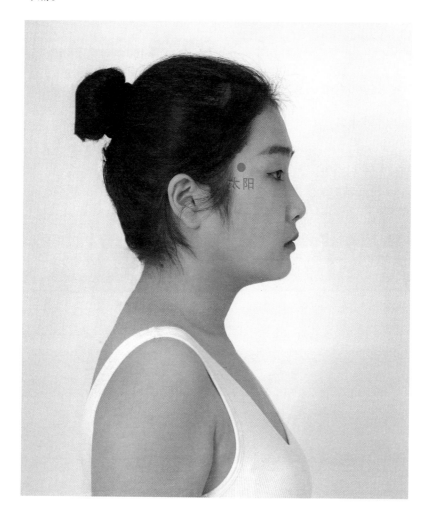

天枢穴

【取穴】从肚脐中旁开 2 寸，按压有酸胀感处即为此穴。

【功能主治】主治腹痛泄泻，腹胀，肠鸣，食不下，冷气绕脐痛，呕吐，便秘，便溏，腹胀气喘；妇女癥瘕，血结成块，漏下赤白，月事不调，子宫内膜炎；热结出血的精神病，如狂言，癫痫；急慢性胃炎，结肠炎，细菌性痢疾；腰痛。

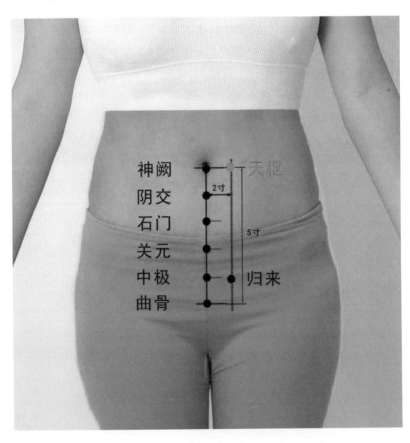

天突穴

【取穴】由喉结直下可摸到一凹窝（即胸骨上窝），在此凹窝中央，按压有酸胀感处即为此穴。

【功能主治】主治咳嗽，气喘，胸痛；咽喉肿痛，暴喑，瘿气，梅核气；噎膈。

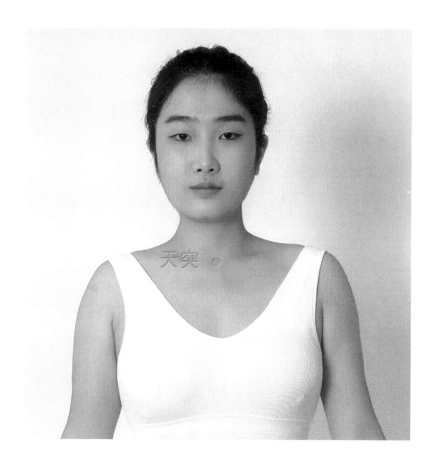

听宫穴

【取穴】在面部，耳屏前，下颌骨髁状突的后方，张口时呈凹陷状。

【功能主治】主治耳鸣，耳聋，聤耳，齿痛，面痛；癫狂痫。

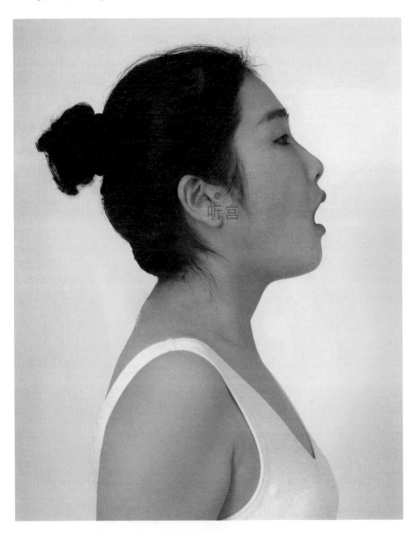

头维穴

【取穴】在头部，额角发际直上 0.5 寸，头正中线旁开 4.5 寸。

【功能主治】主治头痛，眩晕；迎风流泪，眼睑瞤动，视物不明。

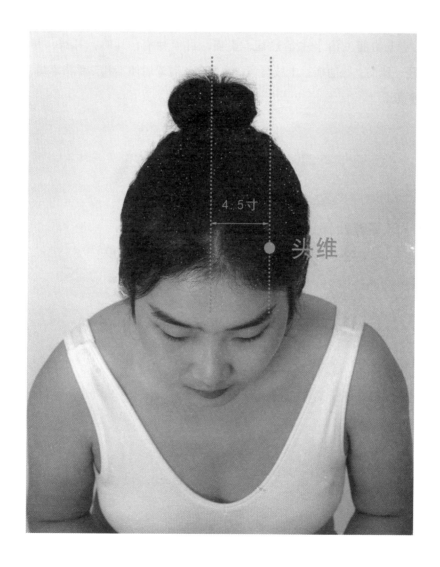

W

外关穴

【取穴】在前臂后区，腕背侧远端横纹上 2 寸，尺骨与桡骨间隙中点，按压有酸胀感处即为此穴。

【功能主治】主治热病，头痛，目赤肿痛，耳鸣，耳聋，颊痛；瘰疬，胁肋痛；上肢痿痹，肩背痛，肘臂屈伸不利，手指疼痛，手颤。

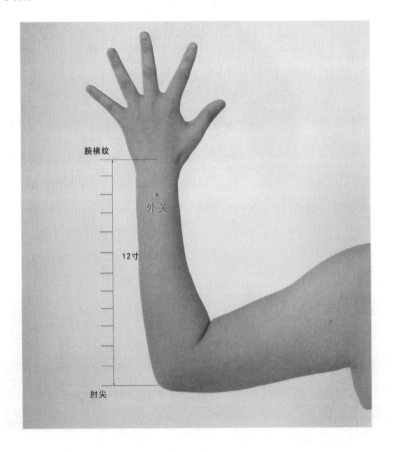

外膝眼穴、内膝眼穴

【取穴】屈膝，髌韧带两侧凹陷中，分别为内、外膝眼，外膝眼即犊鼻。

【功能主治】主治膝痛，腿痛，鹤膝风；脚气。

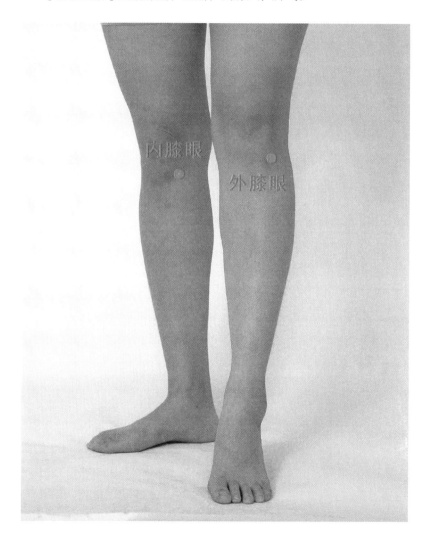

委中穴

【取穴】在膝后区，腘横纹中点。按压有动脉搏动感处即为此穴。

【功能主治】主治腰痛，下肢痿痹，下肢不遂，腘挛急；腹痛，吐泻；小便不利，遗尿；丹毒，瘾疹，皮肤瘙痒，疔疮。

委中由于穴下有很多神经和毛细血管通过，艾灸时绝对不能用直接灸的方式，可采用温和灸，灸时一定注意不要过火过量。

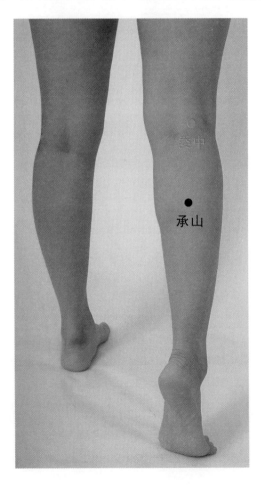

胃俞穴

【取穴】在脊柱区，第 12 胸椎棘突下，后正中线旁开 1.5 寸，按压有酸胀感处即为此穴。

【功能主治】主治胃脘痛，呕吐，腹胀，肠鸣；胸胁痛。

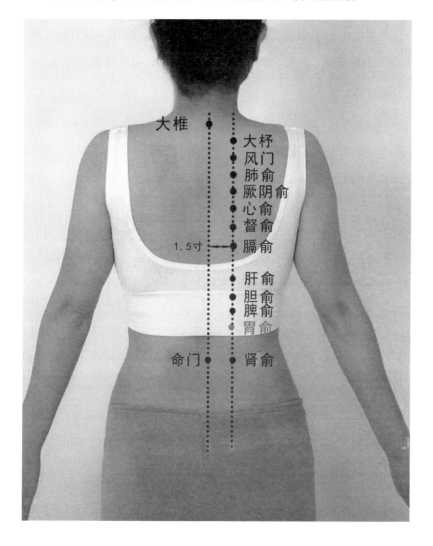

X

侠溪穴

【取穴】在足背，第 4、5 趾间，趾蹼缘后方赤白肉际处，按压有酸胀感处即为此穴。

【功能主治】主治头痛，眩晕，目赤肿痛，惊悸，颊肿；耳鸣，耳聋；胸胁胀痛，乳痈；热病，疟疾；膝股痛，足跗肿痛。

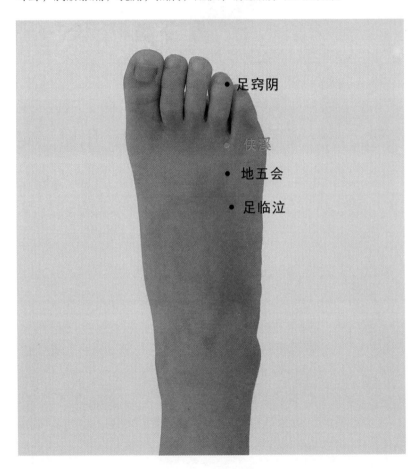

下关穴

【取穴】在面部，由耳屏向前 1 横指可触及一高骨，其下方有一凹陷，若张口则该凹陷闭合并突起，按之酸胀，此凹陷处即为此穴。

【功能主治】主治齿痛，面疼，耳聋，耳鸣，聤耳，牙关开合不利，口眼歪斜，眩晕。

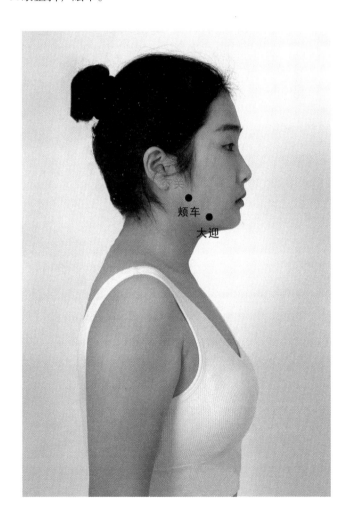

心俞穴

【取穴】在脊柱区，第 5 胸椎棘突下，后正中线旁开 1.5 寸，按压有酸胀感处即为此穴。

【功能主治】主治心痛，心悸，心烦，失眠，健忘，梦遗，惊悸，癫狂痫；咳嗽，气喘，吐血，盗汗；胸引背痛。

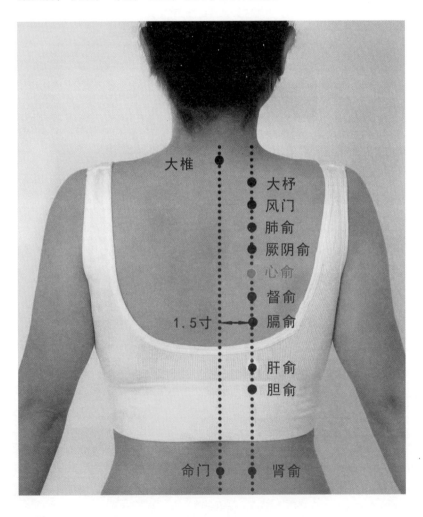

血海穴

【取穴】在股前区，髌底内侧端上 2 寸，股内侧肌隆起处。

【功能主治】主治月经不调，痛经，经闭，崩漏；瘾疹，湿疹，丹毒，瘙痒；气逆腹胀；小便淋涩；膝、股内侧痛，膝盖痛。

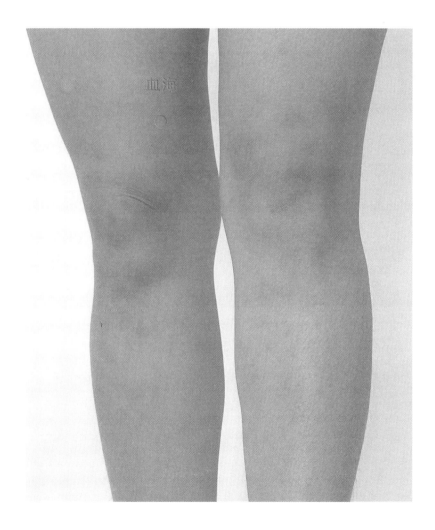

Y

阳白穴

【取穴】在头部，眼向前平视，眉上1寸，瞳孔直上。

【功能主治】主治头痛，眩晕；视物模糊，目痛，眼睑下垂，面瘫。

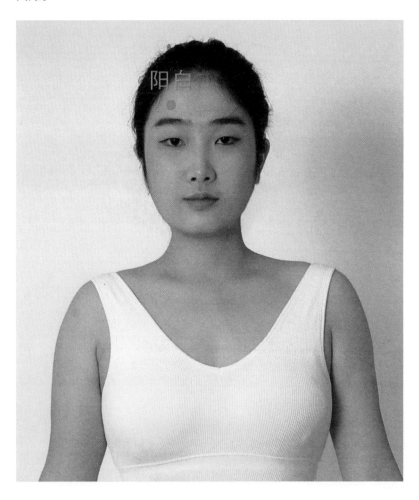

阳陵泉穴

【取穴】在小腿外侧，腓骨小头前下方可触及一凹陷处即为此穴。

【功能主治】主治黄疸，口苦，呕吐，胁肋疼痛；下肢痿痹，膝髌肿痛，脚气，肩痛；小儿惊风。

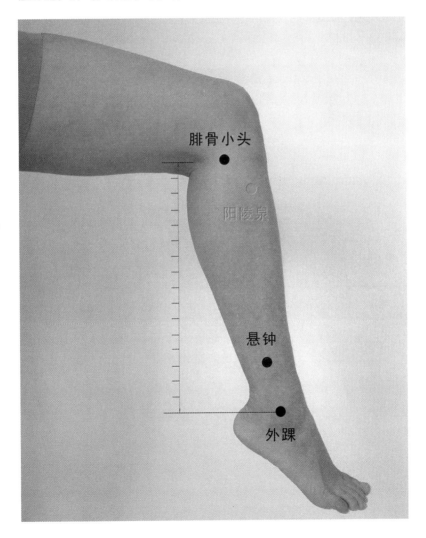

腰夹脊穴

【取穴】腰夹脊是多个穴位，分布在人体的脊柱两侧，从各椎棘突下往旁 0.5 寸的位置。

【功能主治】本穴适应范围较广。其中上胸部的穴位治疗心肺、上肢疾病；下胸部的穴位治疗胃肠疾病；腰部的穴位治疗腰、腹及下肢疾病。

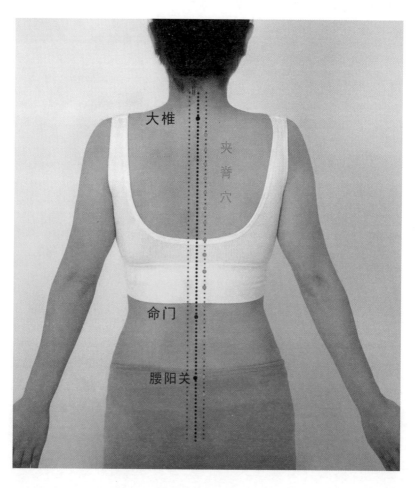

腰眼穴

【取穴】在腰区，横平第4腰椎棘突下，正后中线旁开3.5寸凹陷中，按压有凹陷处即为此穴。

【功能主治】主治腰痛；月经不调，带下；虚劳。

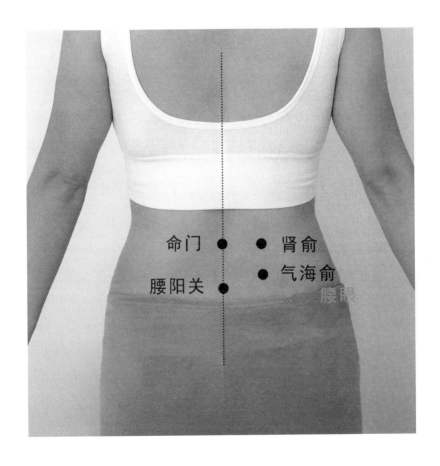

腰阳关穴

【取穴】在脊柱区，第4腰椎棘突下凹陷中，后正中线上。按压有酸胀感，即为此穴。

【功能主治】主治腰骶疼痛，下肢痿痹；月经不调，遗精，阳痿。

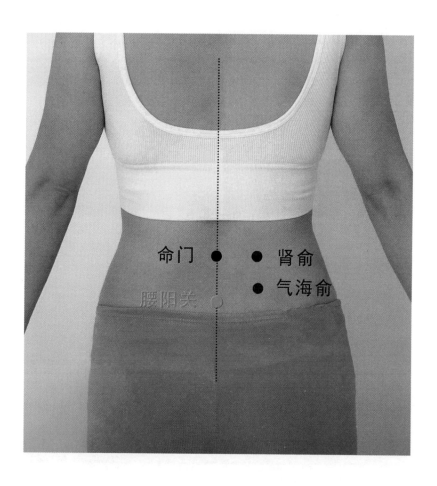

翳风穴

【取穴】在颈部，耳垂后方，乳突下端前方凹陷中，按压有凹陷感处即为此穴。

【功能主治】主治耳鸣，耳聋，聤耳；口㖞，牙关紧闭，齿痛，颊肿；瘰疬，呃逆。

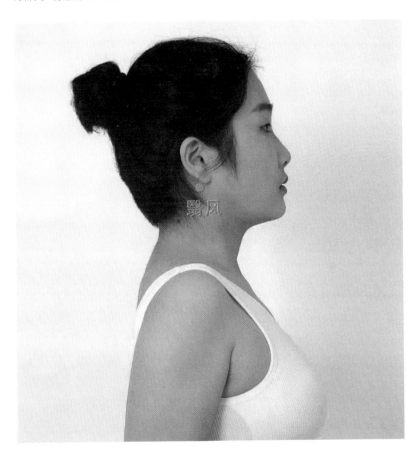

阴郄穴

【取穴】在前臂前区，腕掌侧远端横纹上 0.5 寸，尺侧腕屈肌腱的桡侧缘，按压有酸麻感处即为此穴。

【功能主治】主治心痛，惊恐，心悸；骨蒸盗汗；吐血，衄血；失语。

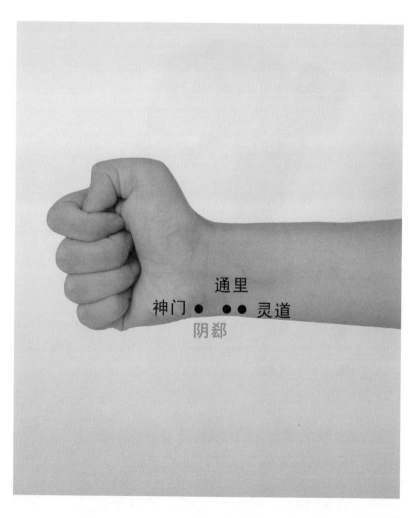

殷门穴

【取穴】在股后区，臀后横纹中点，即承扶穴下6寸处及腘横纹中点，按压有酸胀感处即为此穴。

【功能主治】主治腰腿痛，下肢痿痹，下肢不遂。

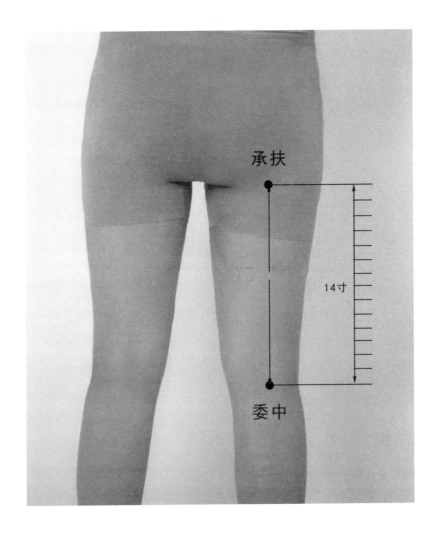

印堂穴

【取穴】在头部，两眉毛内侧端中间的凹陷中。

【功能主治】主治头痛，眩晕，失眠；鼻塞，鼻渊，鼻衄，眉棱骨痛，目痛；小儿惊风。

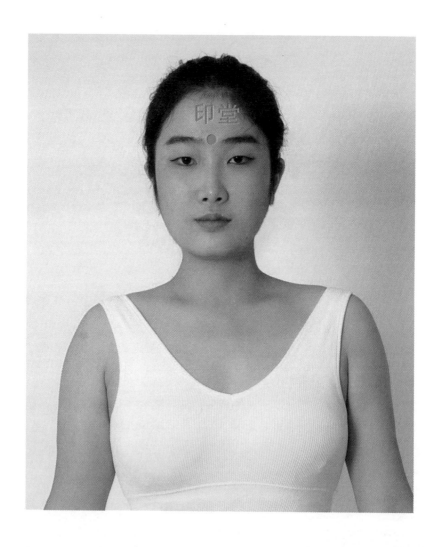

迎香穴

【取穴】在面部，用手指从鼻翼唇沟向上推，至中点处可触及一凹陷，按压有酸胀感处即为此穴。

【功能主治】主治鼻塞，鼻中息肉，鼻衄，鼻渊，鼻部疮疖；头痛，迎风流泪，暴发火眼。

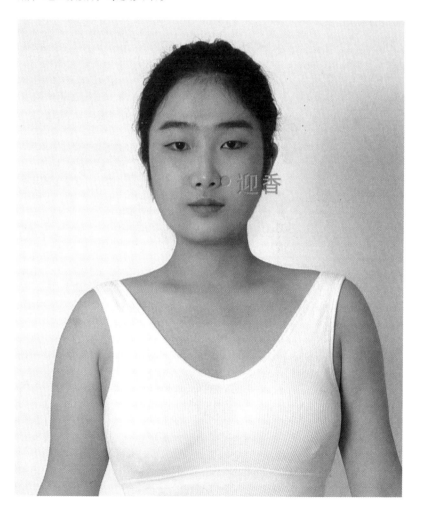

涌泉穴

【取穴】在足底，屈足卷趾时足心最凹陷中（足底第 2、3 趾蹼缘与足跟连线的前三分之一与后三分之二的交点处）。

【功能主治】主治头顶痛，眩晕，眼花，昏厥，小儿惊风，失眠；便秘，小便不利；咽喉肿痛，舌干，失音；足心热；癫疾，霍乱转筋，昏厥。

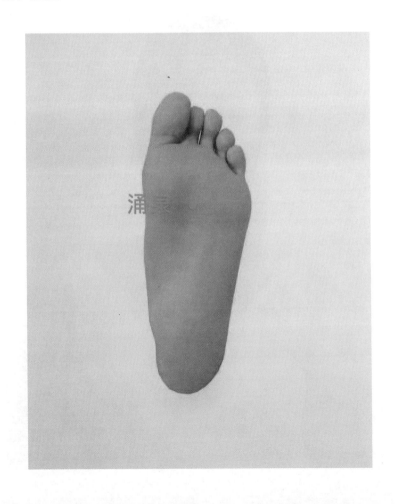

Z

章门穴

【取穴】在腋中线，第一浮肋前端，屈肘合腋时肘尖正对的地方即为此穴。

【功能主治】主治腹痛，腹胀，肠鸣，腹泻，呕吐；胁痛，黄疸，痞块，小儿疳疾。

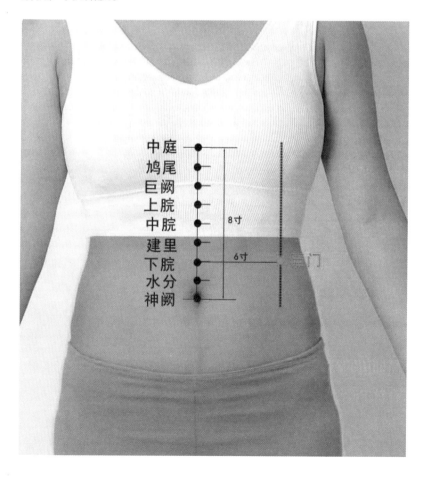

照海穴

【取穴】在踝区，内踝尖下 1 寸，内踝下缘边际凹陷中，按压有酸痛感处，即为此穴。

【功能主治】主治月经不调，痛经，带下，阴挺，阴痒，小便频数，癃闭；咽喉干痛，目赤肿痛；痫症，失眠。

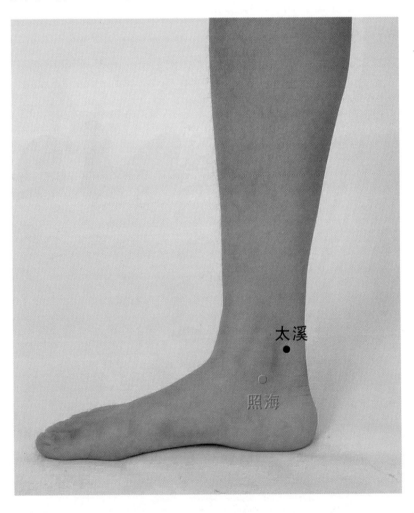

支沟穴

【取穴】在前臂后区，腕背侧远端横纹上3寸，尺骨与桡骨间隙中点。

【功能主治】主治便秘；耳鸣，耳聋；瘰疬，胁肋痛，落枕，手臂痛；热病。

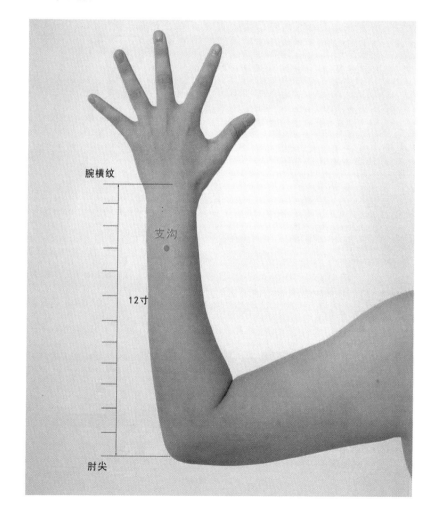

志室穴

【取穴】在腰区，第2腰椎棘突下，后正中线旁开3寸，按压有酸胀感处即为此穴。

【功能主治】遗精，阳痿，阴痛下肿，小便淋沥，水肿，腰脊强痛。

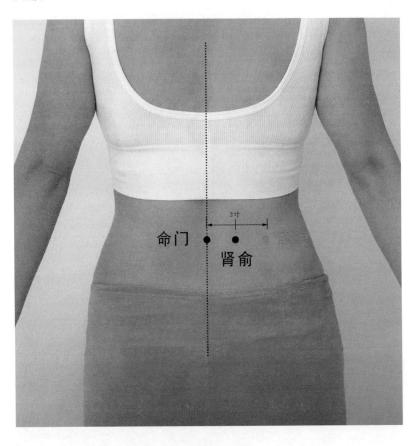

中极穴

【取穴】在下腹部，脐中下 4 寸，前正中线上。

【功能主治】主治少腹胀满，小便不利，遗尿；遗精，阳痿；月经不调，痛经，赤白带下。

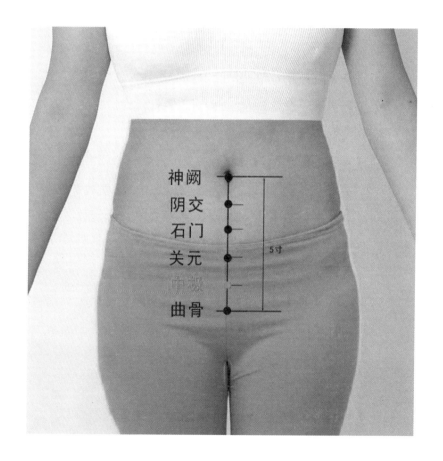

中脘穴

【取穴】在上腹部，脐中上 4 寸，前正中线上。

【功能主治】主治胃痛，呕吐，吞酸，呃逆；腹痛，腹胀，泄泻；痔疾，黄疸；癫狂，失眠。

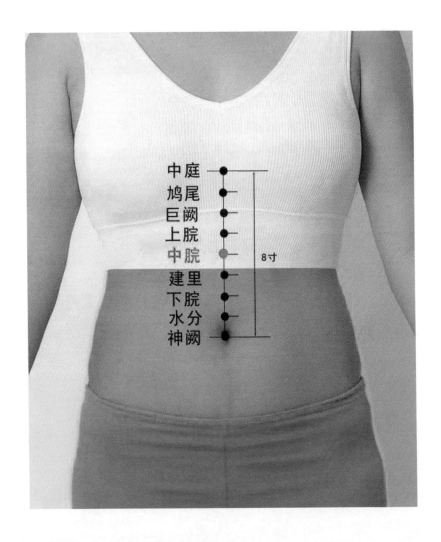

中渚穴

【取穴】在掌区，在手指背部第4、第5指指缝间掌指关节后可触及一凹陷，用力按压有酸胀感处即为此穴。

【功能主治】主治头痛，目眩，目赤，目痛，耳聋，耳鸣，喉痹；肩背肘臂酸痛，手指不能屈伸，脊膂痛；热病。

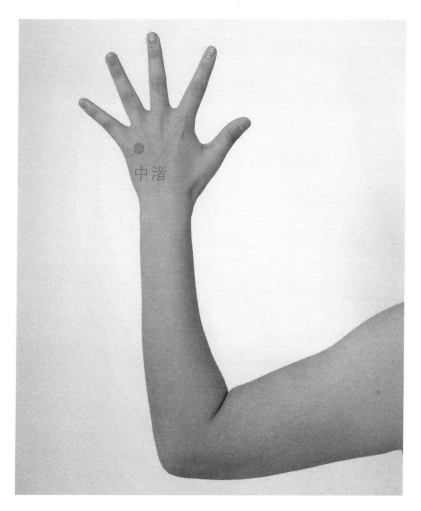

子宫穴

【取穴】脐下4寸，再旁开3寸处，即中极旁开三横指处。

【功能主治】主治子宫脱垂，月经不调，痛经，崩漏，不孕，疝气，腰痛。

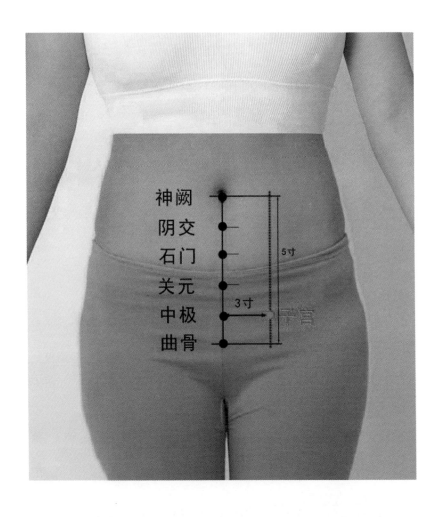

足临泣穴

【取穴】在足背，第4、5跖骨底结合部的前方，第5趾长伸肌腱外侧凹陷中，用力按压有明显酸胀感处即为此穴。

【功能主治】主治偏头痛，目赤肿痛，目眩，目涩；乳痈，乳胀，月经不调，瘰疬；胁肋胀痛，足跗肿痛，中风偏瘫，痹痛不仁；痔疾；疟疾。

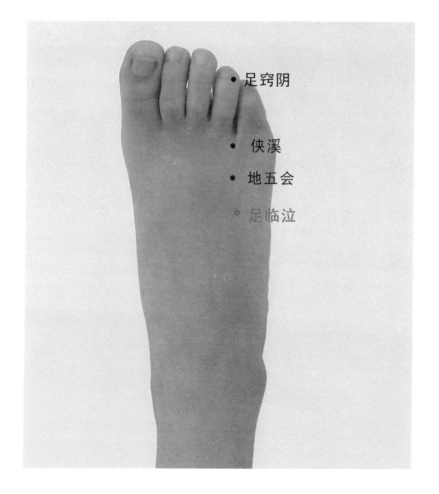

足三里穴

【取穴】在小腿外侧，犊鼻下 3 寸，胫骨前嵴外 1 横指处，按压有酸胀感处即为此穴。此穴在解溪与外膝眼的连线上。

【功能主治】调理脾胃，补中益气，扶正祛邪，提高免疫力。主治胃痛、呕吐、噎膈、腹胀、腹泻、消化不良、疳积、痢疾、便秘等胃肠诸疾；下肢痿痹；中风，心悸，高血压，癫狂；乳痈；虚劳诸症。本穴为强壮保健要穴。

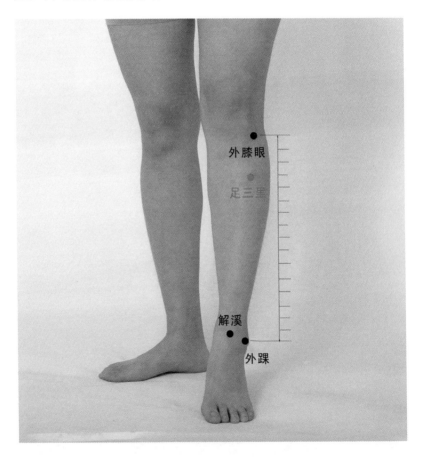

艾灸三字经

人之身，价无边。若有疾，体难安。

去病法，有多端。祖先辈，屡实践，

用艾火，最简便。灸百病，无可替。

温通经，驱热寒。虚可补，实可泻。

陷可拔，突可按。清可升，浊可降。

郁可解，瘀可散。闭可开，脱可敛。

无病灸，可强体，有病灸，堪称奇。

高热危，灸大椎。怕风寒，风门关。

咽肿痛，天突定。痰咳喘，肺俞痊。

食不洁，易腹泻，肠绞痛，苦不堪。

急灸脐，腹中暖，疼痛止，肠自安。

脓疮疖，肿热痛，菌感染，病势凶。

灸患处，毒气散，火不停，病无踪。

肺患病，灸背胸，痰浊去，气自通。

心有疾，灸胸背，气血开，诸症退。

肝胆郁，胁满闷，灸肝区，无须问。

脾胃虚，食纳减，助消化，灸胃脘。

肾病重，灸腰眼，浮肿消，周身暖。

便不舒，责天枢。溲淋漓，寻中极。

精不固，关元筑。经不调，三阴交。

乳有癌，患处取。妇宫寒，灸腹瘤。

患崩漏，隐白救。胎位偏，至阴转。

婴幼儿，苗初长，擅投药，易受伤。

灸身柱，保儿康，促成长，效昭彰。

治流脑，百会烤，火力足，疗效好。

结核顽，灸能瘂，对患处，艾火悬。

乙肝慢，灸能愈，灼肝俞，配三里。

脊腹寒，手足凉，隔姜灸，可回阳。

顽癣痒，疔毒疼，隔蒜灸，定能平。

蛇犬咬，跌打伤，疹痈疥，灸皆康。

偏瘫苦，结石忧，息肉赘，俱可灸。

气不足，气海补。血不旺，膈俞畅。

肝气上，太冲降。肾水寒，烤涌泉。

畏寒人，补命门。灸丰隆，痰饮行。

休息痢，肠俞愈。肠痈凶，肠俞攻。

上星专，清鼻渊。迎香攻，嗅自通。

阿是穴，效最奇，灸痛点，病立愈。

头眩晕，百会薰，拔气陷，力千钧。

脊柱病，温督脉，勤养护，梁不坏。

曲池穴，祛湿毒，配血海，肤病除。

寒湿邪，伤骨骼，长蛇灸，降病魔。

三高默，杀机藏，灸除根，身复强。

筋骨断，痛难当，何能止，火最良。

救失血，急固气，速用灸，挽危局。
命将休，关元灸。气欲散，神阙敛。
亚健康，苦莫名，起虚损，艾灸灵。
艾滋病，免疫差，用艾火，固堤坝。
欲滋阴，先扶阳，阳不升，阴不长。
治虚劳，灸膏肓，配"四花"，美名扬。
阳化气，阴成形，众瘕积，气血凝。
勤将火，灸病处，冰三尺，亦可融。
诸般癌，最耗人，常灸艾，正气存。
欲长寿，灸三里，保健康，功无比。
灸之功，难枚举，灸之用，述不完。
你求灸，灸救你，家家艾，人人灸。
享健康，祛沉疴。护万民，寿延年。